高等院校精品课程实验教材

医学生物学实验指导

YIXUESHENGWUXUESHIYANZHIDAO

主　编　张咏莉　黄清松
副主编　陈爱葵
主　审　李红枝
编　委　（按姓氏笔画排序）
　　　　毛建文　王　昕　丘淑玲
　　　　张咏莉　李白霓　李红枝
　　　　陈爱葵　陈红梅　郑　敏
　　　　黄清松　詹　苗　魏凤香

华中科技大学出版社
中国·武汉

图书在版编目(CIP)数据

医学生物学实验指导/张咏莉　黄清松　主编．—武汉：华中科技大学出版社，2008年9月（2023.9重印）
　ISBN 978-7-5609-4794-5

　Ⅰ.医… Ⅱ.①张… ②黄… Ⅲ.医学:生物学-实验-医学院校-教学参考资料　Ⅳ.R318-33

中国版本图书馆 CIP 数据核字(2008)第 107920 号

医学生物学实验指导　　　　　　　　　张咏莉　黄清松　主编

策划编辑：胡章程
责任编辑：荣　静　　　　　　　　　　　　　封面设计：潘　群
责任校对：祝　菲　　　　　　　　　　　　　责任监印：周治超

出版发行：华中科技大学出版社（中国·武汉）
　　　　　武昌喻家山　邮编：430074　电话：(027)81321913

录　排：华中科技大学惠友文印中心
印　刷：武汉市洪林印务有限公司

开本：710mm×1000mm　1/16　　印张：6.25　插页：3　　字数：112 000
版次：2008年9月第1版　　　　印次：2023年9月第9次印刷　　定价：20.00元
ISBN 978-7-5609-4794-5/R·104

（本书若有印装质量问题，请向出版社发行部调换）

前　言

医学生物学技术极大地推动了生命科学的发展。细胞生物学技术和医学遗传学技术的不断发展和完善，使医学生物学的实验手段更加迅速地、广泛地渗透到生命科学的各个领域。近些年来，随着分子生物学实验方法的不断更新，细胞生物学和医学遗传学已经成为各门学科的前沿增长点，并成为推动医学、药学教学和科研发展的领头学科，其实验方法也有了前所未有的飞跃，其应用范围也有了史无前例的扩大。在此形势下，细胞生物学和医学遗传学实验都有了不同程度的改善，一些旧的实验方法被不断地改进和摒弃，同时一些较新的研究方法和技术不断地涌现出来。为了适应生命科学发展的需要，也为了更好地培养各高等院校学生的基本技术操作技能和实际动手能力，提高学生的创新能力和科研思维能力，培育出21世纪的新型复合型人才，特编写了《医学生物学实验指导》一书，本书也是各同类高等医药院校普遍适用的一本实验手册。

《医学生物学实验指导》共分为两篇。第一篇为细胞生物学实验部分（共15个实验），第二篇为医学遗传学实验部分（共10个实验），并附有部分实验图片、实验所用试剂、实验作业等。本书中所选用的内容是以本教研室多年的教学工作实践和对外交流而建立起来的常规学生实验为基础，在此基础上，又以上海第二军医大学、中山医学院等院校本科教学所开设的细胞生物学和医学遗传学实验为参照，并补充了一些在教学、科研中较常用的分子生物学和分子遗传学实验内容，使本书的内容更加丰富和完善。本教材具有可行性、实用性和通用性等优点，希望能给更多的读者带来更大的益处。

总体来讲，本教材可供各高等医药院校本、专科各专业学生使用，也可供具有大学专科以上学历的医药工作者以及研究生在科研工作中学习、参考。

本教材在编写过程中得到了广东药学院生物教研室的所有老师的大力支持和协作，在此一并表示感谢。

此外，本教材在编写过程中由于时间有限，再加上水平不足、经验不够，难免在技术、文字、编排等各个环节存在着疏漏和错误之处，敬请读者给予批评指正，多提宝贵意见，以便今后更好地改正和补充。

编　者
2008年2月于广州

目　录

生物学实验规则………………………………………………………………（1）
第一篇　细胞生物学实验……………………………………………………（3）
实验一　光学显微镜的结构和使用……………………………………………（5）
实验二　细胞的基本结构………………………………………………………（9）
实验三　细胞内化学成分的显示………………………………………………（11）
实验四　细胞生理活动的观察…………………………………………………（14）
实验五　细胞线粒体的显示……………………………………………………（18）
实验六　细胞骨架的显示和观察………………………………………………（20）
实验七　大白鼠的解剖…………………………………………………………（22）
实验八　家兔的解剖……………………………………………………………（28）
实验九　生殖细胞的减数分裂…………………………………………………（38）
实验十　显微测微尺的构造和使用……………………………………………（41）
实验十一　真核细胞的传代培养………………………………………………（43）
实验十二　培养细胞的观察、计数及活力测定………………………………（46）
实验十三　真核细胞的外源基因转染与检验…………………………………（51）
实验十四　细胞融合实验………………………………………………………（53）
实验十五　细胞凋亡的观察与检测……………………………………………（55）
第二篇　医学遗传学实验……………………………………………………（59）
实验十六　小白鼠骨髓细胞染色体的制备……………………………………（61）
实验十七　染色体观察及X染色质鉴定方法…………………………………（64）
实验十八　人类染色体核型分析………………………………………………（68）
实验十九　大白鼠骨髓细胞染色体G带的制备………………………………（71）
实验二十　红细胞G-6-PD活性的测定………………………………………（74）
实验二十一　小鼠骨髓嗜多染红细胞微核检测………………………………（76）
实验二十二　人类基因组DNA的提取…………………………………………（79）
实验二十三　聚合酶链式反应(PCR)技术……………………………………（82）
实验二十四　单链构象多态性(SSCP)分析技术………………………………（87）
实验二十五　荧光原位杂交(FISH)技术………………………………………（89）
附图……………………………………………………………………………（93）
参考文献………………………………………………………………………（97）

生物学实验规则

（1）学生应在规定或预约的时间按时进行实验，不得无故缺席或迟到。实验时间如需变动，要经过实验室批准。

（2）学生在每次实验前要认真做好实验预习，并在预习的基础上写出预习报告。

（3）学生进入实验室后，不准大声喧哗，不得乱抛纸屑、杂物等。

（4）实验时应携带必要的物品，如文具、计算器、草稿纸和作图纸等。

（5）实验前学生要检查实验桌上的各种仪器、物品是否与实验册上说明的要求相符，如有不符立即报告指导教师，不允许自行取用其他实验桌上的仪器、物品。

（6）要爱护仪器，在了解仪器的性能及使用方法后方能进行实验。实验时严格按照操作步骤进行，未经指导教师许可，不准擅自动手。

（7）进入实验室后，学生应核对自己使用的仪器有无缺少或损坏，若发现问题，应向指导教师或实验室管理人员提出。借用的仪器在实验完毕后应及时归还。

（8）要细心观察仪器构造，谨慎操作，严格遵守操作规程及注意事项。对电泳实验，线路接好后，先经指导教师或实验室管理人员检查无误后才可接通电源，以免发生意外。

（9）测量结束应将数据交给指导教师检查，实验合格者予以签字通过，否则要重测或补测。

（10）要保持实验室整洁、安静。实验完毕后应将仪器、桌椅恢复原状，放置整齐，并由值日同学做好实验室卫生清洁工作。

（11）仪器如有损坏，应及时报告指导教师或实验室管理人员，说明损坏原因，赔偿办法根据学校规定处理。

（12）实验完毕后，要清理仪器并整理放好，如有损坏和缺少，要报告指导教师，允许后方可离开。

第一篇 细胞生物学实验

实验一 光学显微镜的结构和使用

实验目的

了解显微镜的结构和功能,掌握其使用和保护方法。

实验原理

光学显微镜是利用光线照明使微小物体影像放大的仪器,其物镜和目镜都相当于一个凸透镜,由于被检标本是放在物镜下方的1~2倍焦距之间,故物镜可使标本在物镜的上方形成一个倒立的放大实像,该实像正好位于目镜的焦平面之内,目镜进一步将它放大形成一个虚像,通过调焦可使虚像落在眼睛的明视距离处,在视网膜上形成一个直立的实像。

实验材料

毛发玻片、口腔上皮细胞玻片、显微镜、擦镜纸、镜头水、纱布、小毛巾。

实验内容

一、显微镜的结构

显微镜的结构主要分为三部分:机械部分、照明部分和光学部分,详见图1-1。

(一)机械部分

(1)镜座:显微镜的底座,用于稳定和支持全镜。

(2)镜柱:连接镜座和镜臂,用于支持显微镜的其他部分。

(3)镜臂:位于镜柱上方,支持连接镜筒。

(4)单筒镜座:在镜筒下方一个底为近方形、上面前后各为倾斜面的装置。在左下方有一个旋钮,拧紧后可固定镜筒位置。

(5)镜筒:在整体的最上端的一个圆筒状结构,有目镜套入其内。

(6)载物台:与镜柱相垂直连接的黑色方形台,台上可放置观察的玻片,台的中央有一圆孔,能让光线通过,称为通光孔,其上有一标本夹,用于固定玻片。在载物台下方还有一组合螺旋,转动上一节螺旋可使载物台纵向移动,转动下一节螺旋可使载物台横向移动。

(7)粗调节器:转动时可使载物台以较快速度升降,顺时针方向转动可使平台

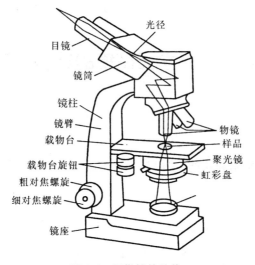

图 1-1　显微镜的结构

上升,逆时针方向转动则使平台下降,适合于低倍镜观察时使用,其上有一限位圈,用于固定载物台的位置。

(8)细调节器:转动时可使载物台以缓慢速度升降,适合于高倍镜、油镜或低倍镜调整清晰度时使用。

(9)物镜转换盘:位于镜筒下方的圆盘,其下有4个物镜孔,均安装不同放大倍数的物镜,转动转换盘,可以更换不同放大倍数的物镜。

(二)照明部分

(1)反光镜:位于载物台的下方,可向各方移动,使光线能反射到载物台上的圆孔中去。反光镜分凹面和平面,凹面镜适于在弱光或高倍镜观察时使用,平面镜适于在强光或低倍镜观察时使用。

(2)聚光镜:位于载物台的下方,是一组用来集中光线的透镜,它可使光线聚集,增加视野的亮度。聚光镜上有升降螺旋,上升时可增强反射光,下降时则减弱反射光。

(3)光圈:装在聚光镜底部的圆环内,由一组金属片组成,在圆环外缘有一突起的小柄,拨动它能使金属片分开或合拢,用于控制光线的强弱。

(三)光学部分

显微镜的光学部分是显微镜的主要部分

(1)目镜:插在镜筒上端接近眼睛的镜头,在镜身上刻有"10×"、"15×"等字样,表示放大倍数为10倍或15倍。在目镜中常有一根用毛发制成的针状物,称为指针,通常用于指示标本中的具体部位。

(2)物镜:嵌在转换盘下方的镜头,一般有以下三种。

① 低倍镜:放大倍数为 10 倍的物镜,其上刻有 10/0.25 等字样,其中 10 表示放大倍数,0.25 表示镜口率。低倍镜所观察的视野较宽。

② 高倍镜:放大倍数为 40 倍的物镜,其上刻有 40/0.65 和 160/0.17 字样,其中 0.17 表示所需盖玻片的厚度为 0.17 mm。高倍镜观察物体的范围较窄。

(3) 油镜:放大倍数为 100 倍的物镜,用此镜时必须在玻片上滴加香柏油,以减少光的折射,增加照明度。

显微镜的放大倍数＝目镜放大倍数×物镜放大倍数

二、显微镜的使用

(一) 低倍镜的使用

(1) 准备:将显微镜放在实验桌上,靠近自己的左前方离桌缘 5 cm 左右,载物台向前,镜臂朝向自己。

(2) 对光:转动大螺旋使载物台下降,转动旋转盘使低倍镜对准载物台中央的通光孔,可通过改变反光镜的角度,调节聚光镜、改变光圈的开启,直到镜内整个视野均匀发亮。

(3) 置片:将要观察的标本放在载物台上,有盖玻片的一面朝上,要使观察的标本位于载物台上通光孔的中心处。

(4) 调焦:转动粗调节器,将载物台降至最低,用左眼自目镜向下看,慢慢上升粗调节器,直至视野中出现标本的物像为止。如图像不够清晰,则可用细调节器使物像更清晰。

请思考:显微镜下成的是倒立的像,如要观察原视野左边的图像,应如何移动玻片?

(二) 高倍镜的使用

先在低倍镜下找到物像,将要观察的部位移到视野中央,然后转动旋转盘,转换高倍镜,转换时速度要慢,并要从侧面注视物镜下端是否触动玻片,使高倍镜对准通光孔,转动细调节器到物像清晰为止。另外,高倍镜要求较强的光线。

三、显微镜的保护

(1) 实验前应检查显微镜是否完整,若缺损,应立即报告指导教师,切勿自行修理,以便查清原因。

(2) 显微镜的光学部分只能用擦镜纸蘸少许镜头水擦拭,擦时要直擦,不要转圈,其他部分可用绸布或纱布擦净。

(3) 实验完毕后,切记将玻片从显微镜中取出放回玻片盒,将物镜移开,使其不与镜筒成直线,将显微镜放回箱中,锁好,放回原处。

四、操作练习

(1) 观察毛发玻片,找到两根毛发的交叉点,见附图 1-1。

(2) 观察口腔上皮细胞玻片,找到口腔上皮细胞,见附图1-2。

作业

(1) 使用高倍镜时要注意什么问题?

(2) 从低倍镜转用高倍镜后,如果看不到物像,可能有哪几种原因?如何调整?

(3) 绘制口腔上皮细胞图。

附 生物学显微绘图的要求

(1) 生物学绘图用具:铅笔(HB、3H)、直尺、橡皮。

(2) 画图前应仔细观察标本,画图时将报告纸放在显微镜右侧,两眼睁开,左眼观察标本,右眼观察画图。

(3) 选择完整的典型的标本作为画图对象,按从显微镜所观察到的标本实际形状,适当按比例放大绘图,放大时图中各种构造的大小应与实物成正比例。

(4) 绘图时先用铅笔轻轻绘出图的轮廓,修改后再以粗细均匀的线条绘出全图。通常细胞膜以细线表示,细胞质以稀疏的小圆点表示,细胞核以密集的小圆点表示。注意加点时铅笔必须竖直。

(5) 图的注释中从各部分结构作出水平向右的引线,引线与报告纸上下平行,长度适当,末端对齐。引线不能相互交叉,结构名称写于引线末端。图的下方要注明该图的名称及显微镜的放大倍数。

(黄清松)

实验二 细胞的基本结构

实验目的

通过观察动、植物细胞,掌握光镜下细胞的形态结构,学会制作临时玻片。

实验材料

洋葱鳞茎、人口腔黏膜上皮细胞、载玻片、盖玻片、显微镜、镊子、刀片、吸管、牙签、平皿,1%中性红染液。

实验内容

一、植物细胞的观察:洋葱鳞茎表皮细胞制片

(1) 临时制片。用镊子在洋葱鳞茎内表面撕下一小块半透明膜质表皮(应尽量薄些),用解剖针或牙签推平,吸一滴中性红染液滴在标本上,染色 5~10 min。用镊子夹取一块盖玻片盖在标本上(加盖时应避免形成气泡和使洋葱表皮卷曲),用吸水纸吸去盖玻片周围多余的染液,再稍加蒸馏水冲洗。

(2) 观察。将制好的临时玻片标本置于显微镜载物台上,先在低倍镜下观察(见附图 2-1),在许多彼此紧密连接的长方形细胞中选取较典型的细胞,移至视野中央,然后换成高倍镜来观察细胞的细胞壁、细胞质和细胞核(见附图 2-2)。

细胞壁:在每两个细胞相连处,可看到两层壁状结构,是相邻细胞各自的细胞壁,细胞膜紧贴在细胞壁内侧,不易看到。

细胞核:染成紫红色,呈椭圆形或圆形,一般在细胞中央,成熟的细胞内由于受液泡的挤压,细胞核被挤到细胞膜的边缘,细胞核一般有 1~2 个核仁。

细胞质:细胞膜内,细胞核以外的物质,染色较浅,有若干个液泡。

二、人口腔黏膜上皮细胞观察

(1) 临时制片。用牙签轻轻地刮口腔壁的内侧,将刮出物连同牙签一起丢在专用的大平皿中,再在原位轻刮 2~3 次,将刮下的黏膜上皮细胞涂在清洁的载玻片上(涂时注意不能来回涂,顺着一个方向只涂一次,为什么?),滴 1~2 滴 1%中性红染液,染色 5 min,盖上盖玻片,用吸水纸吸去多余的染液。

(2) 观察。把做好的玻片置于低倍镜下观察,可见到细胞核呈椭圆形,染成紫红色,而细胞质浅染,有的细胞散在,有的则成片存在。转成高倍镜仔细观察,见附图 2-3。

作业

绘制高倍镜下洋葱鳞茎表皮细胞图,并标明主要结构。

附　试剂配制

(1) 1%中性红的配制:将中性红 0.5 g、林格氏液 50 mL 于 30~40 ℃下溶解,滤纸过滤,置于棕色瓶中保存。

(2) 林格氏液:将 NaCl 8.05 g、KCl 0.42 g、$CaCl_2$ 0.18 g 用双蒸水 100 mL 溶解。

(黄清松)

实验三　细胞内化学成分的显示

实验目的

了解显示细胞内化学成分的检测方法及一般原理。

实验材料

马铃薯、洋葱鳞茎、蛙血涂片、光学显微镜、载玻片、盖玻片、镊子、解剖刀、革兰氏碘液、甲基绿-派洛宁染液。

内容和方法

一、淀粉的显示

（一）原理

淀粉是一种植物性多糖，储藏于植物的种子、块茎和块根中。淀粉遇碘呈蓝色反应是由于碘被吸附在淀粉上，形成了碘化淀粉之故。

（二）方法

（1）生马铃薯徒手切片。

（2）选取一薄片放在载玻片上，用吸管吸取一滴革兰氏碘液滴于马铃薯薄片上，盖上盖玻片。

（3）在低倍镜下观察，可见多角形的薄壁细胞中有许多椭圆的蓝色颗粒即淀粉粒，见附图 3-1。

二、唾液淀粉酶的显示

（一）原理

唾液淀粉酶存在于人或其他高等动物的唾液中，能将淀粉分解为麦芽糖，淀粉遇碘呈蓝色反应，而麦芽糖遇碘不显色。

（二）方法

（1）将口漱净。

（2）用吸管吸一滴食用醋滴在舌尖上，唾液即开始分泌。

（3）把消毒棉签含入口中，待棉签湿透后取出，置于小烧杯中。

（4）用刀片刮取熟透的马铃薯少许，等量分别置于载玻片的两端。

(5) 用吸管吸取唾液一滴,滴于载玻片一端的马铃薯上,再用另一吸管吸取蒸馏水一滴,加于载玻片另一端的马铃薯上,静置 30 min。

(6) 在载玻片的两端分别加碘液一滴,观察两端的颜色反应,结果如何?为什么?

三、细胞内 DNA 和 RNA 的显示

(一) 原理

DNA 位于细胞核内,甲基绿能把 DNA 染成蓝色或绿色,而细胞质和核仁中的 RNA 能被派洛宁染成红色。

(二) 方法

1. 洋葱表皮细胞 DNA 和 RNA 的显示

(1) 取洋葱鳞茎表皮,用剪刀剪下一小块置于玻片上。

(2) 用吸管吸取甲基绿-派洛宁染液,滴一滴于洋葱表皮上,染色 30～40 min。

(3) 用吸管吸取一滴蒸馏水冲洗表皮,并立即用吸水纸吸干,因为派洛宁易脱色。

(4) 盖上盖玻片,置于显微镜下进行镜检,可见细胞质和核仁呈淡红色,表明其含有 RNA,而核质呈蓝色,表明其含有 DNA。

2. 蛙血涂片 DNA、RNA 的显示

(1) 制备蛙血涂片:用吸管吸取已用生理盐水保存的蛙血液一小滴,滴在已擦净的载玻片一端,取另一干净的载玻片以 45°倾斜将血液涂成很薄的一层,晾干。

(2) 70% 的乙醇固定 5～10 min,室温晾干。

(3) 加一滴甲基绿-派洛宁染液,染色 20 min。

(4) 蒸馏水冲洗,用吸水纸吸去多余水分。

(5) 在光镜下检查,可见细胞核呈蓝色,细胞质呈淡红色。

作业

(1) 绘制细胞内淀粉粒的分布图。

(2) 绘制细胞内 DNA、RNA 的分布图。

附 革兰氏染液的配制

(1) 将碘化钾 1 g 溶于 50 mL 蒸馏水中,再加入 0.5 g 碘使之溶解,用蒸馏水稀释至 150 mL,盛于棕色瓶中,保存于暗冷处。

(2) 2% 甲基绿染液:称取 2 g 去杂质的甲基绿粉溶于 0.2 mol/L 的醋酸缓冲液 100 mL 中。

甲基绿中往往混有杂质甲基紫,此杂质可影响染色效果,必须预先除去。其方

法为：将甲基绿粉溶于蒸馏水后置于分液漏斗中，加入足量的氯仿(三氯甲烷)，用力振荡，然后静置，弃去含甲基紫的氯仿，再加入氯仿重复数次，直至氯仿中无甲基紫为止，最后放入 40~50 ℃ 温箱中干燥备用。

(3) 5%派洛宁染液：将 5 g 派洛宁粉溶于 100 mL 的 0.2 mol/L 醋酸缓冲液中，混匀。

(4) 甲基绿-派洛宁染液。

A 液：5%派洛宁染液 17.5 mL，2%甲基绿染液 10 mL，蒸馏水 250 mL。

B 液：0.2 mol/L 醋酸缓冲液。

A 液和 B 液于临用前等量混合。

（陈爱葵）

实验四 细胞生理活动的观察

实验目的

(1) 观察并理解细胞的吞噬、运动和细胞膜的通透性等生理活动。
(2) 初步了解小白鼠腹腔注射给药技术和颈椎脱臼处死法。

实验用品

一、材料与标本

小白鼠、1%的鸡红细胞悬液、10%的兔红细胞悬液、草履虫。

二、试剂

6%的淀粉肉汤(含台盼蓝)、生理盐水、蒸馏水、500 U/mL 肝素、0.17 mol/L 氯化铵、0.17 mol/L 氯化钠、0.32 mol/L 葡萄糖、0.32 mol/L 甘油、0.32 mol/L 乙醇、0.17 mol/L 硝酸钠、0.12 mol/L 硫酸钠、0.12 mol/L 草酸铵、0.01%中性红。

三、器材

显微镜、1 mL 注射器、解剖剪、镊子、试管、试管架、吸管、载玻片、盖玻片、脱脂棉、吸水纸、记号笔。

实验内容

一、小白鼠腹腔巨噬细胞吞噬活动观察

(一) 原理

高等动物体内存在着具有防御功能的吞噬细胞系统,它由粒细胞系和单核细胞等白细胞构成,是机体免疫系统的重要组成部分。在白细胞中,单核细胞和粒细胞的吞噬活动较强,故它们常被称为吞噬细胞。当单核细胞在骨髓中形成后会进入血液,通过毛细血管进入肝、脾、淋巴结及结缔组织中进一步发育、分化为巨噬细胞。巨噬细胞是机体内一种重要的免疫细胞,具有非特异性的吞噬功能,当细菌等病原体或其他异物侵入机体时,巨噬细胞将向病原体或异物处游走(趋化性),当接触到病原体或异物时,巨噬细胞伸出伪足将其包围并进行内吞作用,将病原体或异物吞入细胞,形成吞噬泡,随后吞噬泡与初级溶酶体融合,将病原体或异物消化分解。

（二）方法

（1）在实验前 2 天，每天向小白鼠腹腔注射 6% 的淀粉肉汤 1 mL（含 0.4% 台盼蓝，起标示巨噬细胞位置的作用），以刺激小白鼠的腹腔产生较多的巨噬细胞。

（2）每组取一只经上述处理的小白鼠，腹腔注射 1% 鸡红细胞悬液 1 mL，然后，轻揉小白鼠腹部，使鸡红细胞分散。

（3）25 min 后，再向腹腔注射 0.5 mL 生理盐水，轻揉小白鼠腹部。

（4）3 min 后，用颈椎脱白处死法处死小白鼠，迅速剖开腹腔。

（5）用注射器抽取腹腔内的液体，滴在载玻片上，盖上盖玻片。

（6）镜检。将显微镜光线调至稍暗，先用低倍镜找到标本，再转成高倍镜观察。标本中可见到许多含蓝色颗粒的圆形或不规则形细胞，此为巨噬细胞。还可见到一些淡黄色椭圆形的鸡红细胞（有细胞核），见附图4-1。仔细观察标本，寻找将要吞噬和已经吞噬了鸡红细胞的巨噬细胞。

二、草履虫纤毛运动及食物泡形成的观察

（一）原理

草履虫是一种单细胞动物，虫体由一个细胞组成，能执行复杂的生理功能。其体表均匀密布纤毛，为运动细胞器。身体的前部有口沟，由前端斜向伸至体中部，口沟的底部为胞口，下部一短管斜向后部而入胞质，称为胞咽。纤毛有规律地摆动使食物在胞咽聚结形成食物泡（吞噬泡），最后脱离胞咽进入胞质。食物泡随细胞质由体后端到前端不停环流，并与溶酶体（含酸性水解酶）融合，实现细胞内消化。

根据食物泡中中性红指示剂的颜色变化（酸性时，为红色；近中性时，为黄色；碱性时，为蓝色），可以观察到消化过程。

（二）方法

（1）取一滴草履虫培养液滴于载玻片上，放上几根棉花纤维，以减慢草履虫的运动。加盖玻片，制成临时玻片。

（2）观察草履虫的运动方式：（观察时光线可调暗些）可见镜下有许多似草鞋底形的草履虫，体表纤毛不断摆动，虫体以其中轴左旋前进，若遇阻力则试触后即刻回避而转向。

（3）观察草履虫的食物泡的形成。

① 在盖玻片一侧滴一滴 0.01% 的中性红指示剂，用吸水纸从另一侧吸引使指示剂进入盖玻片下方，选一运动较迟缓的草履虫，移入高倍镜下观察其吞噬活动。

② 几分钟后，可见草履虫体内出现许多红色食物泡，随着食物泡不停地在胞质中环流，食物不断被消化，泡内酸性减弱至近中性，颜色渐渐呈淡红色，食物泡渐

小。最后,不能被消化的残渣,环流到身体后部的胞肛排出(不排出时不易见到胞肛)。

三、细胞膜通透性的观察

(一) 原理

细胞膜是细胞与外界环境进行物质交换的结构,它可选择性地让某些物质进出细胞。对于不同性质的物质,细胞膜的通透性是不一样的。对于水分子来说,是以易化扩散(facilitated diffusion)的方式通过细胞膜的,当细胞与其所在的环境存在着渗透压差别时,水分子可从渗透压低的一侧向渗透压高的一侧扩散。所以在高渗环境中,动物细胞会因失水而皱缩;在低渗环境中,运动细胞会吸水膨胀直至破裂。

本实验将红细胞分别放于各种等渗溶液中,由于红细胞对不同溶质的通透性不同,使得不同溶质透入细胞的速度相差很大,有些溶质甚至不能透入细胞。当溶质分子进入红细胞后可引起渗透压升高,水分子随即进入细胞,使细胞膨胀。当膨胀到一定程度时,红细胞膜会发生破裂,血红素逸出。此时,原来不透红的红细胞悬液突然变成红色透明的血红蛋白溶液,这种现象称为红细胞溶血。

由于各种溶质进入细胞的速度不同,故不同的溶质诱导红细胞溶血的时间也不相同,因此,可通过测量溶血时间来估计细胞膜对各种物质通透性的大小。

(二) 方法

(1) 观察10%的兔红细胞悬液。可见该悬液为一种不透明的红色液体。

(2) 观察溶血现象:取一支试管,加入0.4 mL兔红细胞悬液,再加入4 mL蒸馏水,混匀后注意观察溶液颜色的变化,可见溶液由不透明的红色液体变成透明的红色液体(可将试管贴靠在书上,隔着试管看书中的文字,如发生溶血则文字可被看清)。

(3) 观察兔红细胞对不同物质的通透性。

① 取试管一支,分别加入0.4 mL兔红细胞悬液和4 mL 0.17 mol/L的氯化铵溶液,轻轻摇匀,用上述方法观察是否出现溶血现象,如出现溶血,记下发生溶血所需要的时间(从加入4 mL溶液的时间算起)。

② 另取试管一支,分别加入0.4 mL兔红细胞悬液和4 mL 0.17 mol/L氯化钠溶液,摇匀后观察是否发生溶血现象。

③ 按上述方法分别观察下列6种等渗溶液是否可导致红细胞溶血并记录其实验结果。

0.32 mol/L 葡萄糖;0.17 mol/L 硝酸钠;

0.32 mol/L 甘油;0.12 mol/L 硫酸钠;

0.32 mol/L 乙醇;0.12 mol/L 草酸铵。

四、细胞的质壁分离与质壁分离复原

（一）原理

水分子可以在细胞膜两边进行简单扩散，它的扩散方向由细胞内外渗透压差决定，水分子总是由渗透压低的一侧向渗透压高的一侧扩散。在正常情况下，植物细胞的细胞壁与细胞膜紧贴在一起，光镜下分辨不出二者；当处在高渗溶液中，由于细胞内水分往细胞外扩散，在光镜下可见细胞膜与细胞壁逐渐分开，即质壁分离现象。接着用水把高渗溶液稀释到一定程度，可使已发生质壁分离现象的细胞复原。

（二）试剂

5%硝酸钾：将硝酸钾 5 g 于蒸馏水 100 mL 中溶解。

（三）方法

(1) 制作洋葱鳞茎表皮细胞临时玻片标本，观察正常状态下的细胞。

(2) 在盖玻片的一边滴加 5%硝酸钾高渗溶液，在相对的另一侧用吸水纸吸水，使高渗溶液进入到标本周围，在低倍镜下观察，可见原生质体逐渐与胞壁分离，见附图 4-2。

(3) 在上述玻片标本盖玻片的一边滴加清水，在相对的另一边用吸水纸吸水，使清水进入盖玻片下，使高渗溶液不断被稀释，在低倍镜下，可见质壁分离复原。

作业

(1) 绘制小白鼠腹腔巨噬细胞吞噬鸡红细胞过程图（吞噬前、中、后）。

(2) 绘制细胞质壁分离及复原图。

(3) 列表总结兔红细胞膜通透性实验结果（包括编号、溶液种类、是否溶血、溶血过程所需时间、结果分析等）。

附 试剂的配制

(1) 6%台盼蓝淀粉肉汤的配制。

取牛肉膏 0.3 g、蛋白胨 1 g、氯化钠 0.5 g、台盼蓝 0.3 g，溶解于 100 mL 蒸馏水中，然后加入可溶性淀粉 6 g，混匀后煮沸灭菌，冷却后置于 4 ℃冰箱内保存，使用时于 38 ℃温浴溶解使用。

(2) 1%鸡红细胞悬液的配制。

将鸡血 1 mL（取鸡血时用肝素抗凝）、生理盐水（0.85%）99 mL 混合即可。

（李红枝）

实验五　细胞线粒体的显示

实验目的

学会细胞线粒体的显示方法,了解线粒体在细胞内的分布。

实验材料

中性红-詹纳斯绿 B 染液,人口腔上皮细胞、洋葱鳞茎表皮细胞。

实验原理

线粒体是细胞内的一个重要的细胞器,是细胞内能量储存和供能的场所。线粒体内含有细胞色素氧化酶,当用詹纳斯绿 B(Janus Green B)进行染色时,细胞色素氧化酶能与詹纳斯绿 B 发生氧化反应,线粒体呈现为蓝绿色,而细胞质则被还原成无色。

实验方法

一、人口腔上皮细胞线粒体的活性染色及观察

刮取人口腔上皮细胞涂于清洁的载玻片中央(由于最表面的黏膜上皮细胞大都已衰老,代谢不旺盛,染色体少,刮时可稍重些,但以不刮出血为限),滴 2～3 滴中性红-詹纳斯绿 B 染液,盖上盖玻片,染色 15～20 min,于高倍镜下观察,可见在口腔上皮细胞的核周围细胞质中,散在一些被染成亮绿色的粒状或短棒状的颗粒,即为线粒体。

二、植物细胞的线粒体的活性染色及观察

撕取一块洋葱鳞茎表皮,用牙签展开放在载玻片中央,滴 2 滴中性红-詹纳斯绿 B 染液,染色 30～40 min,用吸管吸取蒸馏水,滴于染色的载玻片上,使染液冲淡,盖上盖玻片,用吸水纸吸去多余的水分,在高倍镜下观察,细胞质中有染成蓝绿色的小颗粒,在核周围较多,即为线粒体。

作业

绘制细胞内线粒体的分布图。

附　试剂配制

(1) 1∶15 000中性红水溶液：将中性红5 mg溶于75 mL蒸馏水中。

(2) 1%詹纳斯绿B染液：称取1 g詹纳斯绿B溶于100 mL蒸馏水中,稍加热(30~40 ℃)使之快速溶解,用滤纸过滤,即为1%原液,装入棕色瓶中备用,临用前配制。

(3) 1%中性红染液：将0.5 g中性红溶于50 mL蒸馏水中。

(4) 中性红-詹纳斯绿B染液。

A液：6滴1%詹纳斯绿B水溶液加入到10 mL无水乙醇中,然后再加入2 mL 1∶15 000中性红水溶液中,并用黑纸包好储存于冰箱中。

B液：在10 mL无水乙醇中加入40~60滴1%中性红溶液。

将A液和B液混合在一起,即成中性红-詹纳斯绿B混合液,临用前配制。

(黄清松)

实验六　细胞骨架的显示和观察

实验目的

掌握细胞骨架的显示方法,了解细胞骨架的分布。

实验材料

6 mmol/L 的 pH 值为 6.5 的磷酸盐缓冲液、M-缓冲液、2% triton X-100 液、3%戊二醛、0.2%的考马斯亮蓝 R250 染料、pH 值为 7.0 的 1/15 mol/L 磷酸盐缓冲液、洋葱鳞茎。

实验原理

用浓度为 2% triton X-100 液处理洋葱鳞茎表皮细胞,可破坏洋葱鳞茎表皮细胞的细胞壁内的蛋白质,而细胞骨架系统的蛋白质则被保留下来,经戊二醛固定处理和考马斯亮蓝染色后,能在光镜下观察到细胞骨架的结构。

实验方法

(1) 取洋葱鳞茎表皮,用剪刀剪成约 4 mm^2 大小的小块,浸入 6 mmol/L 磷酸盐缓冲液中处理 5 min。

(2) 用吸管吸去磷酸盐缓冲液,加入 2% triton X-100 液,塞紧瓶盖,置于 37 ℃恒温箱中处理 20 min。

(3) 用吸管吸去 triton X-100 液,加入 M-缓冲液,反复冲洗 3 次,每次 3 min。

(4) 用吸管再吸去 M-缓冲液,加入 3%戊二醛溶液,固定 10 min。

(5) 用吸管吸去固定液,用 6 mmol/L 的磷酸盐缓冲液反复冲洗 5 次,每次 2 min。

(6) 用吸管吸去 6 mmol/L 磷酸盐缓冲液,加入 0.2%的考马斯亮蓝染液,染色 1 min。

(7) 用吸管吸去染液,用蒸馏水冲洗标本 5 次。

(8) 用镊子取出标本,置于载玻片上,用解剖针摊平,滴一滴蒸馏水,加盖玻片,制成临时玻片。

(9) 在镜下观察洋葱鳞茎表皮细胞的细胞质中被染成深蓝色的网络状结构,此即细胞骨架结构,见附图 6-1。

作业

绘制洋葱鳞茎表皮细胞骨架图。

附 试剂配制

(1) 6 mmol/L、pH 值为 6.5 磷酸盐缓冲液。

甲液：$NaH_2PO_4 \cdot 2H_2O$ 0.938 g 溶于蒸馏水中，最后稀释至 1 000 mL。

乙液：$Na_2HPO_4 \cdot 12H_2O$ 2.15 g 加蒸馏水溶解，最后稀释至 1 000 mL。

取甲液 68.5 mL、乙液 31.5 mL，加蒸馏水 100 mL 即成 6 mmol/L、pH 值为 6.5 磷酸盐缓冲液。

(2) M-缓冲液（10×原液）。

咪唑	34.04 g；
$MgCl_2 \cdot 6H_2O$	1 020 mg；
EGTA	3 800 mg；
EDTA	290 mg；
巯基乙醇	780 mg(0.7 mL)；
蒸馏水	加至 1 000 mL。

使用时，取 25 mL（10×原液）加 225 mL 蒸馏水稀释。

(3) 2% triton X-100 液：取 2 mL triton X-100 液加 M-缓冲液至 100 mL。

(4) pH 值为 7.0、1/15 mol/L 磷酸盐缓冲液。

① 原液。

甲：NaH_2PO_4 4.6 g 加双蒸水至 500 mL，加氯仿少许，置于 4 ℃冰箱内保存。

乙：Na_2HPO_4 1.9 g 加双蒸水至 500 mL，加氯仿少许，置于 4 ℃冰箱内保存。

② 使用液：甲液 28 mL，乙液 72 mL。

(5) 0.3%戊二醛：取 3 mL 25%戊二醛加 pH 值为 7.0、1/15 mol/L 磷酸盐缓冲液至 100 mL。

(6) 0.2%的考马斯亮蓝染液。

考马斯亮蓝 R250	0.2 g；
甲醇	46.5 mL；
冰醋酸	7 mL；
蒸馏水	46.5 mL

（张咏莉）

实验七 大白鼠的解剖

实验目的

(1) 通过对哺乳类代表动物(大白鼠和家兔)的解剖,初步掌握解剖动物的技能,熟悉常用解剖器材的使用方法,培养独立操作的能力,为今后继续学习解剖学、生理学及药理学等课程打好基础。

(2) 观察大白鼠的外形、体腔分隔及腔内器官的自然位置。

(3) 着重掌握大白鼠的消化、呼吸、生殖和泌尿系统的结构特点(如它们是由哪些器官组成的,其重要器官的形态、色泽、方位、大小及毗邻关系等)。

实验用品

一、实验材料

大白鼠(两人一只);大白鼠解剖浸制标本。

二、实验用具

解剖盆、解剖板、手术剪(尖圆)、手术刀、镊子、图钉、小毛巾、棉花、纱布、放大镜。

实验内容

大白鼠是医学科学常用的实验动物,属于脊柱动物哺乳纲,其器官和系统有高度的分化,且担负着一定的功能作用,彼此紧密配合,协调一致,组成了完整统一的有机体。

一、外形观察

大白鼠全身披有白毛,体分头、颈、躯干、四肢和尾五部分。头的眼前方为颜面部,有眼、鼻孔、口、触须;眼的后方为头颜部,有耳郭;躯干分胸、腹二部。雌鼠的腹方有6对乳头,胸部3对,腹部3对;四肢短小,指及趾的末端有爪,尾部有角质鳞片,尾基部的腹面有肛门,肛门的前方为外生殖器。雌性的外生殖器离肛门较近,为阴道口;在阴道口的前方有一个略为突出的小孔,为尿道口;雄性的外生殖器离肛门较远,为尿殖孔。雄鼠的睾丸平时位于腹腔内,天热时下降于阴囊中,因为腹腔的温度较高,对精子的存活不利。

二、内部解剖

解剖方法如下。把用水淹法处死后的大白鼠腹面向上,放在解剖板上,用图钉将四肢的掌固定在木板上(见图7-1),先剥开皮肤,再剪开肌肉,其步骤是:一边用镊子提起外生殖孔前方的皮肤(注意保持外生殖孔的完整),一边在皮肤上剪一横口,通过此口,沿身体腹中线向前剪至下颌,然后把皮肤向左右两侧剥离,并用图钉将皮肤固定好,再用镊子提起外生殖孔前方的肌肉,在腹部后端剪一横口,可以看到腹壁内有一个腔,称为腹腔,用镊子提起切口部位的肌肉由腹中线向前剪至胸骨剑突处暂停(剪开腹、胸时参考图7-1,注意剪肌肉时,以剪端为圆口的朝下,且不能插得太深,以免损坏内脏),再沿胸部的后缘向左右两侧横剪腹壁,拉开腹壁,并用图钉固定,用镊子轻轻提起胸骨剑突即可见横膈膜,然后用剪刀把横膈沿胸廓边缘剪去。注意膈的前方有腔,称为胸腔。小心地从胸骨的左右两侧剪开肋骨及肋间肌直至前肢水平处(此处血管很多,要特别小心),再慢慢地将剪开的胸骨片向头端掀去,一边掀一边仔细地把它同下方的器官分开(注意勿损坏血管),最后把剪开的胸骨片整个去掉,修剪胸部两旁留下的肋骨,露出整个胸腔。

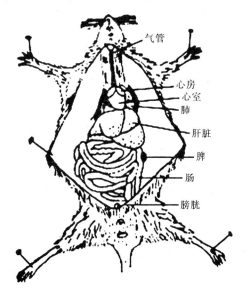

图7-1 小白鼠内脏的自然位置

(一)内部器官自然位置观察

先勿移动内部器官,观察它们的自然位置(见图7-1)。

(1)腹腔:可见暗红色的肝脏、囊袋状的胃、迂回弯曲的小肠和结节状的大肠等器官。

(2)横膈:是透明的肌肉膜,它把体腔分成胸腔和腹腔。

(3) 胸腔:可见暗红色的心脏和淡红色海绵状的肺,在心脏的前方覆盖有胸腺,是粉红色的腺体。

(二) 内部器官的观察

1. 消化系统

消化系统包括消化腺和消化管两部分(见图 7-2)。

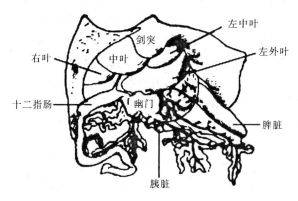

图 7-2 大白鼠的胃、肝、胰、脾

(1) 消化腺:主要观察以下部位。

① 胰腺:位于胃和十二指肠的弯曲处,呈淡红色,不规则形状,似脂肪,要注意区别。胰腺除作为一个重要的消化腺外,还含有一种称为胰岛的内分泌腺,有促进糖代谢的作用。

② 肝脏:呈紫红色,共 6 叶(4 大叶和 2 小叶),肝有分泌胆汁及帮助消化脂肪等作用,大白鼠无胆囊,由肝出来的胆总管直接开口于十二指肠。

(2) 消化管:口腔→咽→食管→胃→小肠(十二指肠、空肠、回肠)→大肠(盲肠、结肠、直肠)→肛门。注意盲肠的位置是在回肠和结肠的交界处,盲肠以上为回肠,以下为结肠。

2. 淋巴系统

脾脏:斜卧于胃的背面,呈暗红色、扁平状。

3. 呼吸系统

(1) 鼻腔:鼻腔是感受嗅觉的器官,也是空气入肺的起始部。

(2) 喉:喉不仅是呼吸的管道,而且是发音的器官,由数块软骨构成,喉门开口于咽的腹面。

(3) 气管、支气管:位于食道的腹面,由许多环状软骨构成,气管进入胸腔后,分成左、右支气管。

(4) 肺:在心脏的两侧,呈海绵状、暗红色,分为左肺和右肺(右 4 叶,左 2 叶),肺有许多肺泡,上面密布毛细血管网,适于进行气体交换。

4. 生殖系统

(1) 雌性。

① 卵巢:左右各一,位于腹腔内腰部的两侧,呈白色或肉红色,椭圆形,表面有许多圆形小体,卵巢是产生卵子和分泌雌性激素的地方。

② 输卵管:左右各一条,靠近卵巢,弯曲回旋呈小球状(用放大镜观察之),是卵子通过及受精的管道。

③ 子宫:左右各一,是输卵管后端的膨大部分(怀孕时子宫较大,平时较小),由于左右子宫完全分离,因此属于双子宫类型,是哺乳类动物中较原始的类型,子宫是胚胎生长发育的场所。

④ 阴道:紧接子宫的后端,位于尿道的背面,提起尿道可见,以阴道口通向外界。

(2) 雄性。

① 睾丸:左右各一,呈椭圆形、淡红色,被包在阴囊内,是产生精子和分泌雄性激素的地方,其背侧及前后侧有附睾体、附睾头和附睾尾紧密地贴附着,附睾是由许多弯曲回旋的细管所组成,是运输和暂时储存精子的地方。

② 输精管:为一对白色细长的管子,与附睾相连接,末端通入尿道,借阴茎末端的尿殖孔通向外界。

③ 精囊:一对,位于膀胱的外侧,为白色,长叶状,倒"八"字形,有导管开口于尿道,其分泌物可稀释精液,还可在雌性阴道中凝固形成阴道栓,防止精液流出。

④ 前列腺:淡红色囊状腺体,位于贮精囊的尾端、膀胱的基部,其分泌物呈碱性,可和阴道酸性物质中和,有助于精子活动。

5. 泌尿系统

① 肾脏:在腹腔的背壁,有一对蚕豆形暗红色的肾(俗称腰子),右肾略前,左肾略后,表面光滑质脆,肾的两侧有凹陷处,为肾门,与输尿管相连,肾不但有排出代谢产物的功能,还能调节水、盐代谢和酸碱平衡,以保持体内环境的相对稳定,肾的上方各有一个肾上腺,为黄色的圆形小体,是一个重要的内分泌腺。

② 输尿管:大白鼠的输尿管较细,不易看到,请先找到膀胱,然后轻轻摆动膀胱,可发现有 2 条白色透明的小管也被拉动,它们是从肾门出来通入膀胱的,此即输尿管。

③ 膀胱:膀胱是位于直肠腹面的白色梨形的囊状物,供暂时储存尿液之用,充满尿液时呈泡状,尿液排空后只见米粒状大小的一小团肌肉。

作业

填注大白鼠尿殖系统图中有标线的器官名称(各 12 个)。

思考题

大白鼠的胸腔和腹腔内各有哪些器官?

附 大白鼠脑的解剖

1. 鼠脑的剥离

将鼠头从颈部剪下,把头部皮肤剥除,然后用剪刀从枕骨大孔两侧剪开,用镊子把头骨细心剥去,直至脑的表面完全暴露为止。从前向后,依次观察脑的五部分。

2. 鼠脑背面观

① 端脑:包括前端两个椭圆形嗅球和后脑端膨大的大脑两半球,鼠的大脑表面光滑无沟回。

② 间脑:被大脑半球所遮盖,不易看到,在两大脑半球之间的后端,可以看到有一圆形淡红色小体,为松果体(脑上腺),有时容易和头骨一起被拉去。

③ 中脑:小心地用镊子将大脑半球后缘与小脑之间的横裂轻轻分开,可见中脑后部有两对圆形隆起,称为四叠体。前一对为上叠体或上丘,为视觉反射中枢;后一对为下叠体或下丘,是听觉反射中枢。

④ 后脑:在中脑之后,后脑背面中央为小脑蚓部,蚓部两侧为小脑半球,小脑半球的外侧有不规则的小突起,称为小脑卷,小脑卷嵌在小脑半球外侧的圆形小骨(岩骨)的弓形窝内,注意不要连岩骨一起剥去。

⑤ 延脑:位于后脑之后,其前端为小脑蚓部所遮盖,把小脑蚓部稍向前推,可见延脑背面有菱形凹陷,俗称菱形窝,窝底具薄而软的膜,膜内布满血管,称为后脉络丛,后脉络丛与小脑蚓部一起构成第四脑室的顶壁,延脑后端连接脊髓。

3. 鼠脑腹面观

用镊子从嗅球前端将脑与头骨分离,将脑体慢慢向后翻转,可见由视神经孔入颅腔的两条白色的视神经,用剪刀将视神经在紧贴颅底处剪断,并继续向后翻转,边翻边小心切断脑腹面的神经。注意留下神经的根部,以便观察其发出点。

脑的腹面可见以下组织结构。

① 端脑:前端的椭圆形嗅球借嗅束与大脑半球腹面相连(嗅球+嗅束=嗅叶)。

② 间脑:被包围在两个大脑半球之间,其前端有一对白色的视神经及其交叉,视交叉之后有脑垂体(脑下腺),为一个红褐色圆盘状的小体,是内分泌腺体,它嵌在垂体窝内,注意不要剥掉,脑垂体的背面有一漏斗状的结构,称为脑漏斗。

③ 中脑:在中脑的腹面侧可见纵行的、厚而白的神经束,称为大脑脚,它们是由许多来往于大脑和脊髓的神经纤维所构成的。

④ 后脑:可见位于小脑腹后的横行神经纤维束,称为脑桥,是联系左右两小脑半球的桥梁,为哺乳动物所特有,脑桥外侧发出三叉神经。

⑤ 延脑:腹面稍凸,中央有一沟为腹中裂,其两侧有一对纵行的神经纤维束,称为锥体,大脑半球的纤维束经此通往脊髓,锥体前端的两侧有展神经根。

脑的背、腹面观察完毕后,用手术刀横切大脑和小脑半球。注意其表面一层为灰色组织,称为灰质,是神经细胞体集中的部位,即大脑皮质和小脑皮质。其余部分为白质,由神经纤维组成。

延脑后面为脊髓(在枕骨大孔处分界)。横切脊髓,仔细观察脊髓横切面,在灰质和白质的相对位置上,与大脑、小脑比较有何不同?

(黄清松)

实验八　家兔的解剖

实验目的

（1）了解家兔的解剖方法，包括处死，剖开腹腔、胸腔，暴露内脏器官等。

（2）以家兔为代表，熟悉哺乳类动物的循环系统，包括心脏和主要动脉、静脉的名称、位置，以及全身血液循环的主要途径。

（3）熟悉哺乳类动物的神经系统，重点在于脑的结构特点。

（4）复习哺乳类动物的消化、呼吸、泌尿和生殖等系统的结构特点。

实验用品

一、实验材料

活体家兔（两人一只），家兔解剖液浸标本。

二、实验用具

注射器（5 mL）、注射针头（5 号）、手术剪、手术刀、骨剪、普通剪、镊子、止血钳、线绳、纱布、小毛巾、酒精棉球。

实验内容

一、外形观察

每两人从兔笼中捉拿一只活兔，捉时用一只手抓住兔颈后部的皮肤，用另一只手托住兔的臀部，注意不要抓其耳朵或尾巴，然后放在实验台上的解剖盘内，轻轻抚摸其背部使其安静，观察下述内容。

家兔全身披毛，身体明显分为头、颈、躯干、尾和四肢五部分；其眼有能活动的上、下眼睑，在眼内角尚有小皱裂状的结构，这是瞬膜（哺乳动物瞬膜已趋退化，仅能遮盖一部分眼球），头部两侧有长耳郭一对，鼻下为口，口有肉质能动的上、下唇，上唇中央裂开，露出门齿，称为兔唇；在尾的基部下方有肛门，肛门稍前处为泌尿生殖孔（雌兔的尿殖孔称为阴门，阴门两侧隆起形成阴唇，在左、右阴唇前联合处有一小突起，为阴蒂。雄兔的尿殖孔位于阴茎的末端，为一小圆孔，阴茎近似圆柱形）。成年雄兔有一对明显的阴囊，位于肛门两侧，内藏睾丸，未成年雄兔的睾丸还留在腹腔内。

二、处死与暴露胸、腹腔

（一）处死方法

处死的方法很多,现只介绍空气栓塞法和水淹法。

(1) 空气栓塞法。将活兔放进专用的兔箱里,令其两耳及头伸出箱外,然后取一支 5 mL 的注射器(配上 5 号针头),从兔的耳郭背面的耳缘静脉沿向心方向注入空气若干,使家兔的血液形成栓塞而死亡(视瞳孔放大为标志)。

(2) 水淹法。以右手握着家兔耳郭,左手握其后肢,用力拉直,然后将其头部浸入水中,约几分钟后,待其呼吸停止、瞳孔放大时为已窒息而死。

（二）剥离和暴露,观察各器官的自然位置

把已死的家兔腹面向上,置于解剖盆内,用两根小绳分别缚住其右前肢和右后肢,然后将小绳从解剖盆的下面绕过,再缚住其右前肢和右后肢,使兔能固定仰卧在解剖盆上,继而用湿布湿润整个腹中线处的毛,并将毛分向两侧,以防剪开皮肤时,断毛到处飞扬刺激鼻孔。解剖兔的方法与解剖大白鼠的方法相似,先剪开皮肤,再剪开肌肉。其过程如下:用镊子提起尿殖孔前方的皮肤,用剪刀先剪一横口,然后从此口将皮肤纵剪至下颌处,再从前、后肢基部向两旁横剪,剥离时用镊子夹住已剪开的皮肤边缘,用解剖刀将两侧的皮肤和肌肉分离,再将皮肤拉向两侧。家兔内脏的自然位置如图 8-1 所示。

首先观察位于颈部的唾液腺:位于下颌后部腹面两侧有一对卵圆形腺体,为颌下腺;在颌下腺的前方,于下颌骨联合处有一对扁长条状黄色腺体,较小,为舌下腺;此外还有耳下腺、眶下腺等(不作观察)。各种腺部都有导管通至口腔。

用镊子提起腹壁肌肉,用手术剪沿腹中线自后向前剪开腹部肌肉至胸骨剑突处(注意不要损坏内脏器官),再从胸廓后缘和后肢水平处分别横剪,将肌肉向两侧打开,露出腹腔,观察腹腔器官的自然位置。

腹腔前缘有紫褐色的肝脏,肝的后方有白色囊状的胃,胃之后可见小肠,小肠后为粗大的盲肠,兔的盲肠特别大(为什么?),盲肠的左侧盘曲有结肠,腹腔末端基部有一囊状的膀胱。

打开胸壁,提起胸骨剑突,见胸廓的后壁为一圆顶状的肌肉质膜,即为横膈膜(膈肌),将体腔分隔成胸腔和腹腔两部分,小心地用手术剪将膈肌沿胸廓边缘剪断,然后用骨剪(或普通大剪刀)沿胸骨两旁剪开肋骨及肋间肌,直至前肢水平处(此处血管很多,要特别小心)。用镊子提起已剪开的骨片,细心分离下面所连接的组织,然后横剪,将胸骨取下,修剪胸部两旁留下的肋骨,露出整个胸腔。

观察胸腔中的器官:心脏位于心包膜内,心脏的前方可见一块脂肪样的组织,即胸腺,心脏两旁有分叶状的肺,如继续分开颈部中央的肌肉,则可见到气管。

本次实验的重点之一是观察心脏和血管,故在解剖心脏时,一定要保持心血管

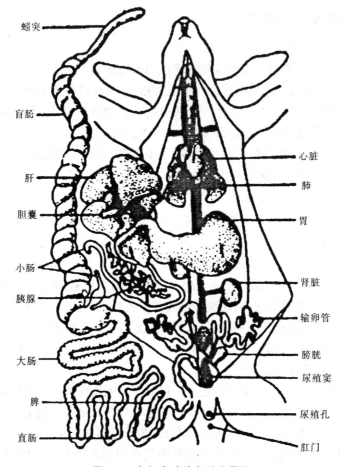

图 8-1 家兔内脏的自然位置图

的完整。

三、观察兔的循环系统

家兔的循环系统如图 8-2 所示。

(一) 心脏外观

心脏外面包有一纤维性浆膜称为心包膜,里面的腔称为心包腔,内有少量液体为心包液,可减少心包摩擦力。幼兔心脏前方有脂肪状的胸腺覆盖。成年兔胸腺仅留残迹。用镊子提起心包膜,剪开心包膜,清除胸腺和心包膜,观察心脏。

心脏的前端较宽,称为心基,后端较窄,称为心尖,在上半部有一环绕心脏的横沟,称为冠状沟,沟内有脂肪和冠状动脉。冠状沟将心脏分为前、后两部分,前部为心房,后部为心室。心室的腹面有腹纵沟,背面有背纵沟,因此可从外观上将心脏分为四部分:右心房和右心室,左心房和左心室。用手触摸可感到左心室的壁比右

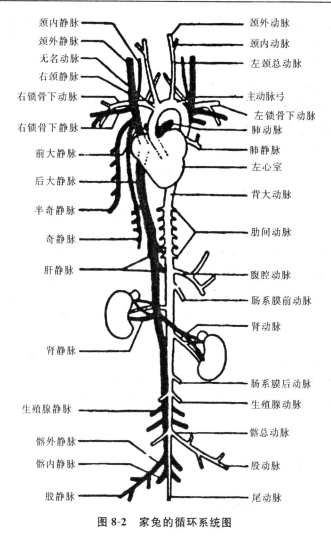

图 8-2 家兔的循环系统图

心室厚(为什么?)。

(二)静脉

静脉一般管径较大,壁薄,呈暗红色,易破,大多数静脉与动脉平行分布(称为伴行现象),而静脉一般处于较浅层。

依次观察下述重要静脉。

1. 体静脉

体静脉包括三根大静脉:左、右前腔静脉和一条后腔静脉,都直接流入心房。

(1) 右前腔静脉:在右心房的右侧,是一条又粗又短的静脉,接受下列静脉送来的缺氧血进入右心房。

① 右锁骨下静脉:在第一肋骨之前,接受右前肢的血液。

② 右颈内、外静脉：位于气管右侧，右颈外静脉为右前腔静脉延长的部分，较粗大，接受头部外侧回来的血液；右颈内静脉位于右颈外静脉的内侧，接受脑部回来的血液汇入右前腔静脉。

③ 奇静脉：位于右前腔静脉基部，沿脊柱右侧自后向前收集从肋间回来的静脉血，进入右前腔静脉基部，将右肺压向左方寻找之。

(2) 左前腔静脉：在心脏的左侧，绕过左心房的背后方而入右心房的左侧，连接的血管称为左锁骨下静脉和左颈内、外静脉，与右边的相应静脉对称（人类左前腔静脉退化，只留右边的一条，而左颈静脉和右锁骨下静脉由一斜行的无名静脉连接，通入右侧的上腔静脉中）。

(3) 后腔静脉：是从背右侧进入右心房的大血管，接受内脏各器官及身体后方回来的血液，可见有下列静脉通入后腔静脉。

① 肝静脉：用镊子提起膈肌，在其下方可见到4～5条粗短的血管，自肝脏出发，与后腔静脉相连，收集来自肝脏的血液。

② 肝门静脉：位于肝十二指肠韧带中，胆总管的背侧，从消化管、胰腺、脾脏等器官来的血管逐级汇合，最后汇成一条比较粗大的静脉，通入肝脏，这条静脉称为肝门静脉，简称门脉。

③ 肾静脉：从肾脏内侧凹陷部向后腔静脉处寻找，右肾静脉较短，位置也较前，左、右肾静脉接受由两肾回后腔静脉的血液。

此外还有生殖腺静脉、髂腰静脉、髂内静脉、髂外静脉等，因为时间关系，不用一一观察。

2. 肺静脉

肺静脉来自左、右两肺。右肺静脉潜行于右前腔静脉的背方，左肺静脉潜行于左前腔静脉的背方。通常左、右两条血管汇合成一条，通入左心房，有的也以多条血管形式通入左心房（肺静脉内流动的是何种血液？）。

(三) 动脉

动脉包括体动脉系及肺动脉系，都从心室出发。

依次观察下述主要动脉。

1. 体动脉

(1) 腹主动脉和主动脉弓：从左心室发出一条大动脉，称为腹主动脉（在人体称为升主动脉），然后弯向左侧，呈弓形，称为主动脉弓，离心脏不远处，主动脉弓依次发出以下三条较大的血管。

① 无名动脉。是主动脉弓上最先发出的一支大血管（即第一个分支），此血管很短，随即分为二支。

a. 右锁骨下动脉，向右侧进入右前肢。

b. 右颈总动脉，在右锁骨下动脉的左侧，沿气管右侧前行至右侧头部。

② 左颈总动脉：是主动脉弓上的第二个分支，沿气管的左侧前行，它的起点离无名动脉的起点不远，有些家兔的左颈总动脉亦由无名动脉分出。

③ 左锁骨下动脉：是主动脉弓上发出的第三个分支，向左侧进入左前肢。

(2) 背主动脉：在左主动脉弓分出上述血管后，于心脏背侧沿脊柱的腹面往后行，沿途又分出若干支血管，分布到内脏各器官和体壁，最后到达后肢(背主动脉在人体内称为降主动脉)。

2. 肺动脉

肺动脉从右心室发出，向心脏背方弯行，分为左、右两支，分别进入左、右两肺。

(四) 心脏内部解剖

将左、右心室和左、右心房分别纵向剖开，仔细观察内部结构，并搞清动、静脉进出心脏的孔道。家兔的心脏结构见图 8-3。

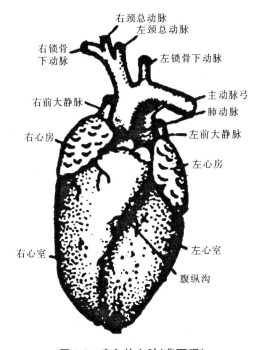

图 8-3　家兔的心脏(背面观)

1. 心室

从剖开的心脏，可以看出心室被分隔为左、右两室，左、右心室之间的间隔称为室间隔，观察左、右心室有什么不同及室间隔是否完全。从左、右心室各发出什么血管？属于何种血液？

2. 心房

左、右心房通过各自的房室孔与左、右两心室相通，左、右心房之间的间隔称为房间隔。左、右两心房各接受什么血管的血液？是含氧血还是缺氧血？

四、复习

（一）消化系统

消化系统包括消化腺和消化道。

1. 消化腺

唾液腺：前面已叙述。

肝脏：共分6大叶（4大叶和2小叶），即右中叶、左中叶、右外叶、左外叶、尾状叶和方形叶，在右中叶背面有一暗绿色长形薄囊，即胆囊，观察胆汁经胆总管进入十二指肠的起始部分。

胰腺：位于十二指肠"U"形弯曲部的肠系膜上，呈粉红色，为分散而不规则的脂肪状体，将十二指肠系膜提起，见散布于系膜上的腺体即是，有胰管通入十二指肠。

2. 消化道

消化道为：口→口腔→咽→食道→胃→小肠（十二指肠、空肠、回肠）→大肠（盲肠、结肠、直肠）→肛门。

注意盲肠占据腹腔的比例，并要找到盲肠的末端——蚓突。蚓突在人体内称为阑尾。兔的盲肠为何这样粗大？

（二）呼吸系统

肺：注意肺的位置，外形和叶数（左2——左上叶、左下叶；右4——右上叶、右中叶、右下叶和中间叶）。

（三）泌尿系统

注意肾脏的位置、大小、形状和颜色并找到左、右肾上腺。观察输尿管和膀胱。

（四）生殖系统

(1) 雄性：观察其睾丸、输精管、精囊的位置和形状，与大白鼠比较之，有何异同，参见图8-4(a)——雄兔的尿殖系统。

(2) 雌性：注意其卵巢、输卵管和子宫的位置和形状，与大白鼠比较之，有何异同处，参见图8-4(b)——雌兔的尿殖系统。

五、观察兔的神经系统

神经系统包括中枢神经系统和外周神经系统两大部分。中枢神经系统包括脑和脊髓，外周神经系统包括由脑及脊髓发出的躯体神经和植物性神经系统。

（一）兔脑的解剖

从颈椎处剪下兔头，并剥去头部的皮肤和耳朵，然后把兔的头盖骨朝上放在解剖盆上，用剪刀（骨剪或普通大剪刀）从枕骨大孔伸入，向前一小块一小块地剪去，

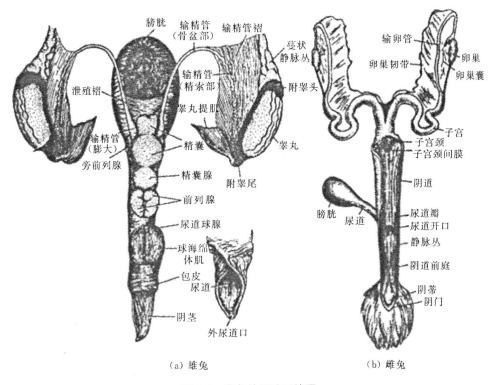

图 8-4　家兔的尿殖系统图

一边剪，一边小心地将剪下的碎骨取下（注意：剪时剪尖要朝上，紧贴头骨，防止剪烂脑体），直至暴露出脑背面的各部分为止。家兔脑的背面观和腹面观如图 8-5 所示，先观察脑背面的结构。

1. 脑背面的观察

1）端脑

在脑的最前端有一长棒形的结构，即嗅叶（嗅球＋嗅束＝嗅叶）。在嗅叶之后有两个大脑半球，其大脑皮层较薄，表面很少沟回（兔的神经系统在哺乳类动物中处于较低级的地位），嗅叶和大脑半球构成端脑。

2）间脑

在端脑之后，由于大脑的扩展遮盖了间脑，使从上方看不见间脑，但小心观察可见到间脑背面有一颗芝麻大小的肉红色小体，即松果体（也称脑上腺）。

3）中脑

在间脑之后，用镊子轻轻掀起大脑后端，在中脑的背方可见两对圆形小体，即四叠体。前方一对为前丘（在人体内称为上丘），与视觉有关；后方一对为后丘（在人体内称为下丘），与听觉有关。

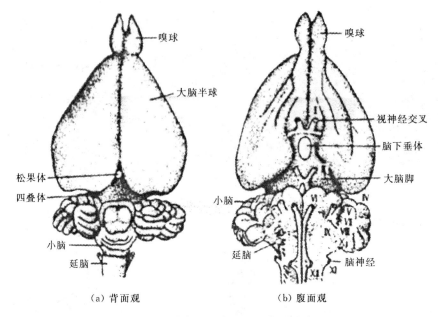

(a）背面观　　　　　（b）腹面观

图 8-5　家兔脑的背面观和腹面观图

4）后脑

后脑在中脑之后。后脑背面中央为小脑蚓部，上有许多横褶，蚓部两侧为小脑半球，小脑半球的外侧有不规则的小突起，称为小脑卷。

蚓部和小脑卷为右小脑，主管平衡和调节肌紧张。小脑半球是新小脑，参加调节随意运动。

5）延脑（即末脑，亦称延髓）

在后脑之后，大部分被小脑所掩盖。轻轻掀起小脑蚓部，可见延脑背面有菱形凹陷俗称菱形窝。窝底有薄而软的膜，膜内含大量的血管丛，称为后脉络丛，它与小脑蚓部一起构成第四脑室的顶壁。延脑后端与脊髓相连。

2. 脑腹面的观察

看完脑的背面结构后，切断嗅叶前面的嗅神经，将脑体慢慢向后翻转，边翻转边小心地切断脑腹面的神经。注意留下神经的根部，以便观察其发出点。

脑的腹面可见以下结构。

1）端脑

在大脑半球的前端中线两侧有一对嗅球向后延伸，呈"八"字形的神经纤维束，称为嗅束。嗅束通向大脑半球后腹面的突起部分，称为梨形叶。

2）间脑

间脑被包围在两个大脑半球之间，其前端有一白色的视神经交叉。视神经交叉之后有脑垂体（如翻转时不小心会使其脱落）。脑垂体的背面有脑漏斗。

3）中脑

在中脑的腹面可见纵行的左、右两大脑脚,它们是由来自大脑半球的大量神经纤维所组成的。大脑脚的腹内侧有动眼神经根,腹外侧有滑车神经根。

4）后脑

后脑的腹面为脑桥,内含发达的横向纤维,是联系两个小脑半球的桥梁。

5）延脑

延脑腹面中线两侧有一对纵行的锥体,是由大脑半球发出的大量神经纤维所组成。锥体前端的两侧有展神经根。

脑的外形观察完毕后,用解剖刀横切大脑和小脑半球。注意表面一层组织为灰色,称为灰质,是神经细胞体集中的部位,即大脑皮质和小脑皮质;其余部分为白质,由神经纤维组成。

六、脊髓

延脑后面为脊髓(在枕骨大孔处分界),横切脊髓,仔细观察脊髓的横切面,在灰质和白质的相对位置上,与大脑和小脑的比较有何不同?家兔脑的背面观和腹面观见表 8-1。

表 8-1 家兔脑的背面观和腹面观

脑	背　面　观	腹　面　观
端脑	前端有一对嗅球,其余为两个大脑半球所占据	可见嗅叶和大脑半球
间脑	可见松果体	可见视神经交叉、脑垂体,垂体背面有脑漏斗
中脑	可见四叠体(其中可分为一对上叠体和一对下叠体,即上丘和下丘)	可见大脑脚和动眼神经根、滑车神经根
后脑	可见小脑蚓部、小脑半球和小脑卷	可见脑桥、小脑半球、小脑卷
延脑	可见菱形窝	可见锥体和展神经根

作业

(1)填注哺乳类动物心脏模式图中有标线的器官名称(共 12 个)。

(2)填注家兔神经系统(脑的背面和腹面)图中有标线处的名称(背面 8 个名称,腹面 9 个名称)。

(李白霓)

实验九 生殖细胞的减数分裂

实验目的

通过观察蝗虫精母细胞减数分裂的幻灯片和玻片标本,掌握细胞减数分裂各时期的特点。

实验材料

(1) 蝗虫精母细胞减数分裂的幻灯片。
(2) 蝗虫精母细胞减数分裂的玻片标本。

实验内容

一、看幻灯片

二、观察蝗虫精母细胞减数分裂的玻片

(1) 减数分裂第一次分裂前期(前期Ⅰ)可分为五个时期。

① 细线期:染色体极其纤细,相互交织呈网状,称为染色线,其上有染色粒。

② 偶线期:同源染色体开始配对,形成二价体,X染色体仍呈异固缩状态,形成浓染的X小体。

③ 粗线期:同源染色体配对完成,四条染色单体互相扭在一起且浓缩成粗线状,X小体明显可见,呈团块状浓染,此期在片上易找到。

④ 双线期:染色单体之间发生交换,染色体呈各种特殊的交叉图像,如"8、o、ϒ、×"等形状。

⑤ 终变期:染色体浓缩更粗短,形成的空洞也变小了,有"O、σ、+"等形状。

(2) 中期Ⅰ:染色体排列在细胞中央形成赤道板,其顶面观为圆形的队列,侧面观为一列纵队,染色体呈帽状、棒状或圆点状。

(3) 后期Ⅰ:同源染色体分开,分别被拉向细胞两极,两极的染色体数减半(雄蝗虫体细胞核型23,XO),后期可看到细胞的一极染色体为11条,另一端则有12条,染色体朝向细胞两极,多呈"U"形。

(4) 末期Ⅰ:到达两极的染色体解旋形成染色质,形成两个子细胞。

(5) 减数分裂第二次分裂前期(前期Ⅱ):细胞大小约为粗线期的一半,染色体的形状似蟹瓜菊。由于前期Ⅱ的持续时间很短,通常看不到。

(6) 中期Ⅱ：染色体呈"V"字形，有些已分开形成"‖"形，排列在细胞中央，形成赤道板，其着丝点朝向细胞中央。

(7) 后期Ⅱ：姐妹染色体分开，从细胞中央移向两极。

(8) 末期Ⅱ：染色单体到达两极，解旋形成染色质，形成两个子细胞（这些子细胞的染色体数目各是多少？）。此外，在片上还可以看到精子的形成过程，形成的精细胞圆形，核特大，染色特深，以后变为短梭状→蝌蚪状→大头钉形→针状（成熟精子）。

作业

绘制你所观察到的蝗虫精母细胞减数分裂中的粗线期、双线期（或终变期）、中期Ⅰ、后期Ⅰ、中期Ⅱ、后期Ⅱ的图像（共六个图），参考本章附图。

（陈红梅）

附图 减数分裂各期时相图

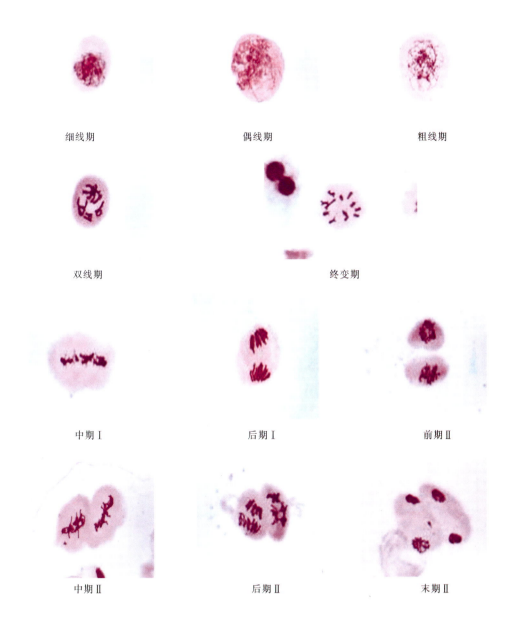

实验十　显微测微尺的构造和使用

显微测微尺用来测定显微镜视野中物体的长短和大小,分为目镜测微尺和镜台测微尺两种,二者需配合使用。

一、构造

(1) 目镜测微尺:是一块圆形的玻璃片,中央刻有一标尺,此标尺全长为 5 mm 或 10 mm,分成 50 格或 100 格,每格的实际长度因物镜的放大率和镜筒长度不同而异。

(2) 镜台测微尺:是一特制的载玻片,在它的中央具有刻度的标尺,全长为 1 mm,共划分为 10 个大格,每一大格又分成 10 小格,共 100 个小格,每小格实长 0.01 mm,即 10 μm。

二、使用方法

当用目镜测微尺来测量细胞的大小时,必须先用镜台测微尺核实目镜测微尺每一格的长度,方法如下。

(1) 将目镜从镜筒中取出,旋掉目镜的上透镜,将目镜测微尺刻度向下装在目镜的视野光阑上,旋上目镜的上透镜,再将目镜插入镜筒中。

(2) 将镜台测微尺刻度向上放在镜台上夹好,使测微尺分度位于视野中央。调焦至能看清镜台测微尺的分度。

(3) 小心移动镜台测微尺和转动目镜测微尺(如目镜测微尺分度模糊,可转动目镜的上透镜进行调焦),使两尺左边的某一直线重合,然后由左向右找出两尺另一次重合的直线。

(4) 记录两条重合线间目镜测微尺和镜台测微尺的格数,计算出目镜测微尺的每一小格相当于多少微米。

例如,使两种测微尺的"0"点重叠起来,若目镜测微尺的 8 正对镜台测微尺的 3 小格(每小格为 10 μm),则目镜测微尺每小格相当于:

$$\frac{3 \times 10 \ \mu m}{8} = 3.78 \ \mu m$$

计算公式为:

$$目镜测微尺每格的长度 = \frac{镜台测微尺小格数 \times 10 \ \mu m}{目镜测微尺的格数}$$

取下镜台测微尺,换上需要测量的玻片标本,用目镜测微尺测量标本,所得的小格数乘以上述求得的每格长度,即为物体的实际长度。如果用不同倍数的物镜与目镜,就需重新计算,方法如前。

注意事项如下。

① 在测量时由于个人生理状况、技术熟练程度以及所使用仪器的状况和当时的各种条件等,都会引起测量误差,所以在测量同一被检物体时要量3次以上而采用其平均值,这样就可减小误差。

② 被测量的物体一定要移放在视野中央。因在这个位置上镜像最清晰,像差也最小。

③ 一定要使测量尺的分度或标准线与被检物体在同一个焦点上,使两者在视野中都很清晰。

④ 视野中的亮度要均匀一致,以免因标尺分度左右两侧的亮度的不同而影响准确的测量值。

⑤ 被测物体本身的种类、部位、老幼、性质、器官及组织的不同,以及在制片过程中各种条件的影响等都会引起自身量的改变。因此,所得的结果,只能看做是在某些特定条件下测量所得到的值。

三、操作练习

(1) 用目镜测微尺分别在低、高倍镜下按上述方法测量镜台测微尺,从而标出你所用显微镜中目镜测微尺每格代表的长度。

(2) 观察蛙血涂片和单胞藻装片(从低倍→高倍),选择完整清晰的细胞在高倍镜下进行测量。测量时可旋转目镜(测微尺)及移动玻片,置被测细胞于测微尺轴线上。

(3) 用目镜测微尺测量细胞和细胞核的长、短径的长度,分别记录被测的细胞名称、形态特征和测量的结果。

(4) 按下列公式计算出蛙血红细胞的体积和细胞核的体积。

① 椭圆形:$V=4\pi ab^2/3$,其中 a 为长半径,b 为短半径。

② 圆球形:$V=4\pi r^3/3$,其中 r 为半径。

作业

(1) 你所用的目镜测微尺在高倍镜下每一小格所代表的长度为多少微米?

(2) 你测得蛙血红细胞的长、短径及其细胞核的长、短径为多少微米?其细胞及细胞核的体积又为多少立方微米?

(丘淑玲)

实验十一 真核细胞的传代培养

实验目的

(1) 了解传代培养的基本方法和操作过程。
(2) 初步掌握培养过程中的无菌操作技术。
(3) 掌握在倒置相差显微镜下观察培养细胞的形态和生长状况。

实验原理

细胞培养可分为原代培养和传代(继代)培养。直接从生物体内获取细胞进行首次培养称为原代培养(primary culture)。当培养的细胞增殖达一定密度后,则需要做再培养,即将培养的细胞分散后,从一个容器中以 1:2 或其他比率转移到另一个容器中扩大再培养,为传代培养(passage culture)。传代培养的累计次数就是细胞的代数。

大多数细胞在体外培养时能贴附在支持物表面生长,称为贴附生长型细胞。少数种类的细胞在培养生长时不贴附于支持物上,而呈悬浮状态生长(如某些癌细胞和血液中的白细胞),称为悬浮生长型细胞。在体外这两种不同生长类型的细胞传代方式不同:贴附生长型细胞用酶消化法传代,而悬浮生长型细胞用直接传代法或离心传代法。

实验用品

一、器材

超净工作台、恒温培养箱、倒置相差显微镜、水浴箱、离心机、15 cm^2 培养瓶、离心管、吸管、吸管橡皮头、橡皮塞、酒精灯、75% 酒精棉球、记号笔。

二、试剂

PBS、RPMI1640 培养液(含小牛血清和青、链霉素)、0.25% 胰酶、75% 酒精。

三、材料

人宫颈癌细胞(Hela 细胞)。

实验方法

一、贴附生长型细胞的传代培养

(1) 洗细胞。取已长成或接近长成致密单层的 Hela 细胞(或原代培养细胞),

倒去培养液,加入 2～3 mL PBS 液,轻轻振荡漂洗细胞后倾去,以去除残留的血清和衰老脱落细胞及其碎片。

(2) 消化。加入适量(盖满细胞层表面即可)0.25%胰蛋白酶溶液,在室温下(或 37 ℃)消化 2～3 min。翻转培养瓶,肉眼观察见细胞单层中出现针孔大小的空隙时即可倒去消化液;或在倒置相差显微镜下观察单层细胞,待细胞成片地收缩,出现许多空隙时倒去消化液(如消化程度不够可延长消化时间)。再加 PBS 液轻轻洗一遍后倾出或直接进行下一步操作。如在酶消化过程中,见细胞大片脱落,表明消化过头,则不能倒去消化液(以免丢失细胞)。需加入等量的培养液吹打、收集细胞,800 r/min 离心 5 min 后弃去上清液,再进行下一步操作。

(3) 接种。在培养瓶中加入 3 mL 培养液以终止消化。用吸管吸取瓶中培养液反复冲洗瓶壁上的细胞层,直至全部细胞被冲下,轻轻吹打混匀,制成单细胞悬液,按 1∶2 或 1∶3 分配,接种到 2～3 个培养瓶内,再向各瓶补加培养液到 5 mL。也可以取细胞悬液计数,分别按所需的细胞浓度接种到其他的培养瓶中,再补足培养液进行培养。

(4) 观察。细胞传代后,每天应对培养细胞进行观察,注意有无污染、培养液的颜色变化、细胞贴壁及细胞的生长情况等。

二、悬浮生长型细胞的传代培养

因悬浮生长型细胞不贴壁,故传代时不必采用酶消化法,而可直接传代或离心收集细胞后传代。

1. 直接传代

直接传代即是让悬浮细胞慢慢沉淀在瓶底后,将上清液吸掉 1/2～2/3,再用吸管吹打形成细胞悬液后传代。

2. 离心传代

(1) 在超净工作台内用小吸管(弯头)将培养瓶中的细胞吹打均匀,尤其是将那些半贴壁的细胞吹打起来。

(2) 将细胞悬液吸入离心管中,盖紧胶盖,与另一离心管平衡后置于离心机中 800～1 000 r/min,离心 5 min。

(3) 回到超净工作台操作,弃去上清液,加入适量新培养液,用吸管混匀,制成悬液。

(4) 按 1∶2 或 1∶3 分配传代培养。也可以计数后根据所需要的细胞浓度传至新备的培养瓶或培养皿中,放入恒温箱中继续培养。

作业

书写实验报告,记录实验过程和细胞生长情况。

思考题

(1) 在细胞培养过程中如何防止污染?
(2) 为什么培养细胞长成致密单层后必须进行传代培养?
注:本节实验内容参考自上海第二军医大学细胞生物学教研室相关实验方法。

(张咏莉)

实验十二 培养细胞的观察、计数及活力测定

实验目的

(1) 了解离体培养的哺乳动物和人体细胞的一般形态和生长状态。
(2) 掌握细胞计数和活力测定的基本方法。

实验用品

一、器材

普通光学显微镜、倒置相差显微镜、血球计数板、吸管、试管。

二、试剂

0.4%台盼蓝染液、0.25%胰蛋白酶、PBS。

三、材料

中国仓鼠卵巢细胞(CHO 细胞)、人皮肤成纤维细胞(HSF 细胞)、人羊膜细胞(Wish 细胞)、小鼠成纤维细胞(Wg3h 细胞)、人宫颈癌细胞(Hela 细胞)。

实验方法

一、体外培养细胞的观察

单层培养的细胞从培养开始,要经过生长、繁殖、衰老和死亡的连续过程。可将其分为五个时期,即游离期、吸附期、繁殖期、维持期和衰退期,但各期间无绝对的界限。一般在对数生长期进行传代,以保持传代细胞良好的生长增殖活性。

动物体内的细胞有着复杂的形态结构和功能,当它们离体后在体外培养时,由于脱离了体内特定的环境,形态上往往表现单一化。而且供体年龄越幼小,这种现象越明显,并能反映其胚层起源。体外培养细胞大致上分为上皮细胞型、成纤维细胞型、游走型和多形型四种类型。

(一)单层培养细胞的生长过程

从细胞接种到下一次传代再培养的一段时间称为一代,包括以下五个时期。

(1) 游离期。细胞经消化分散后,由于原生质收缩和表面张力以及细胞膜的弹性,细胞变成圆形,折光性强,呈悬浮状态,此期可延续数小时。

(2) 吸附期。单细胞悬液静置培养一段时间(不同细胞所需的时间不同)后,

由于细胞的附壁特性,开始贴壁,24 h后大部分细胞均已贴壁,圆形细胞变成延展状态,细胞立体感较强,细胞质颗粒少而透明。

(3) 繁殖期(生长期)。此期细胞快速生长和分裂(可见有许多折光性强的圆形细胞),细胞数目多,有几个细胞形成细胞岛(由少数细胞紧密聚集而呈现的孤立细胞群)到形成良好的细胞单层。此期细胞形态为多角形(呈现上皮样细胞的特征),细胞透明,颗粒少,细胞间界限清楚,可见到细胞核。根据细胞所占瓶壁有效面积的百分率,又可将其生长状态分为四级。

+:细胞占瓶壁有效面积的25%以内。

++:细胞占瓶壁有效面积的25%~75%。

+++:细胞占瓶壁有效面积的75%~95%,并具有新生细胞,细胞排列致密,但仍然有空隙。

++++:细胞占瓶壁有效面积的95%以上,细胞已长满或接近长满单层,细胞致密,透明度好。

从++到++++为细胞对数生长期。

(4) 维持期。细胞形成良好单层后,生长和分裂速度开始减慢,折光性强的圆形细胞减少,逐渐停止生长(即出现密度抑制现象)。此时细胞界限逐渐模糊,细胞内颗粒增多,透明度降低,立体感较差。由于细胞代谢物的累积,CO_2增多,培养液逐渐变黄。

(5) 衰退期。当细胞形成致密单层后,由于营养的缺乏,代谢物累积,细胞内颗粒进一步增多,透明度更低,立体感很差。最后细胞皱缩,细胞质出现空泡,逐渐衰老死亡,从瓶壁上脱落下来。

(二) 培养细胞的形态分类

1. 贴附生长型细胞

这类细胞在培养时能贴附在支持物表面生长,大多数细胞培养呈贴附型生长。当细胞贴附在支持物上生长之后,它们在体内原有的特征与细胞分化现象常变得不明显。在形态上表现单一,并常反映其胚层起源,类似"返祖现象"。如来源于内、外胚层的细胞多呈上皮细胞型,来自中胚层的细胞则多呈成纤维细胞型。这种现象与供体的年龄有密切关系,原供体越幼小则"返祖现象"越明显,并与细胞分化有关。因此在判断培养细胞形态时,很难再按体内细胞标准确定,只能大致进行如下分类。

(1) 成纤维型细胞。因细胞形态与体内成纤维细胞的形态相似而得名。细胞体呈梭形或不规则三角形,中央有卵圆形核,胞质向外伸出2~3个长短不同的突起。细胞在生长时多呈放射状、火焰状或漩涡状走行。除真正的成纤维细胞外,凡由中胚层间充质起源的组织,如心肌、平滑肌、成骨细胞、血管内皮细胞等也常呈该类形态。另外在培养中凡细胞形态与成纤维细胞类似者,皆可称为成纤维型细胞。

因此,在细胞培养中的成纤维细胞一词是一习惯上的称法,与体内细胞不同。

(2) 上皮型细胞。这类细胞呈扁平不规则多角形,细胞增殖数量增多的话,整块上皮膜随之移动,处于上皮膜边缘的细胞多与膜相连,很少脱离细胞群单独活动。起源于内、外胚层的细胞,如皮肤表皮及其衍生物,消化道上皮、肝、胰和肺泡上皮等组织细胞培养时,皆呈上皮型形态。上皮型细胞生长时,尤其是外胚层起源的细胞,细胞之间常出现"拉网"(netting)现象,即在构成上皮膜状生长的细胞群中,一些细胞常互相分离卷曲,致使上皮细胞膜中形成网眼状空洞。拉网的形成可能与细胞分泌透明质酸酶有关。

(3) 游走型细胞。细胞在支持物上散在生长,一般不连接成片。细胞质经常伸出伪足或突起,呈活跃地游走或变形运动,速度快且不规则。此类细胞很不稳定,有时亦难和其他型细胞相区别。在一定的条件下,由于细胞密度增大连接成片后,可呈类似多角形,或因培养基化学性质变动等,也可呈成纤维细胞形态。

(4) 多角形细胞。除上述三型细胞外,还有一些组织细胞,如神经组织的细胞等,难以确定它们规律的形态,可统归入多角形细胞。

2. 悬浮生长型细胞

有的细胞在培养时不贴附于支持物上,而呈悬浮状态生长,如淋巴细胞、白血病细胞和骨髓瘤细胞等。细胞在悬浮生长时,胞体为圆形,观察时不如贴附生长型细胞方便。此类细胞悬浮在培养液中生长,生存空间大,容许长时间生长,能繁殖大量细胞,便于传代和进行细胞代谢研究。

对体外培养细胞分类,主要是根据细胞在培养中的表现以及描述上的方便而定。当细胞处于较好的培养条件时,其形态具有相对的稳定性,在一定程度上能反映细胞的起源,正常和异常(恶性)也能区别开来,故可用作判定细胞生物学性状的一个指标或依据。但必须意识到,它也可受很多因素的影响而发生变化,如上皮细胞在接种后不久,因细胞数量较少,细胞可能呈星形或三角形。只有当细胞数量增多后,多角形态特点和上皮膜状结构才逐渐变得明显起来。另外,贴附生长型和悬浮生长型也不是绝对一成不变的。当细胞发生转化后,细胞形态变化更大,如成纤维细胞转化后可变成上皮形态。在一些类型相同细胞之间,如癌细胞等,也难以在形态上看出有什么明显区别。

二、培养细胞的计数方法

在细胞培养过程中,细胞悬液制备后,需要进行细胞计数,以确定细胞接种的浓度和数量,以及了解细胞的存活率和增殖度。细胞计数一般用血细胞计数板,按白细胞计数方法进行计数。

1. 计数板处理

用无水乙醇或95%乙醇溶液冲洗计数板后,用绸布擦净,另擦净盖片一张,把盖片覆在计数板上。

2. 加细胞悬液

用无菌细口吸管吸取一滴细胞悬液(细胞悬液也可先进行稀释,计算时应乘以稀释倍数),从计数板边缘缓缓滴入,使之充满计数板和盖片之间的空隙中,注意不要使液体流到旁边的凹槽或带有气泡,否则要重做。该吸管加完样后不能再用。

3. 计数

稍候片刻,将计数板放在低倍镜下(10×10 倍)观察计数。

4. 计数方法

计算计数板的四角大方格(每格大方格又分为 16 个小方格)内的细胞数。计数时,只计数完整的细胞,如聚成一团的细胞则按一个细胞进行计数。在一个大方格中,如果有细胞位于线上,一般计上线细胞不计下线细胞,计左线细胞不计右线细胞。两次重复计数误差不应超过 $\pm 5\%$。

5. 计数的换算

计完数后,需换算出每毫升悬液中的细胞数。由于计数板中每一方格的面积为 $0.01\ cm^2$,高为 $0.01\ cm$,这样它的体积为 $0.0001\ cm^3$ 即 $0.1\ mm^3$。由于 $1\ mL = 1000\ mm^3$,所以每一大方格内细胞数 $\times 1000 =$ 细胞数/mL,故可按下式计算。

$$细胞悬液细胞数/mL = 4 个大格细胞总数/4 \times 1000$$

如计算前已稀释,可再乘以稀释倍数。

三、细胞存活率计算

在细胞培养工作中,常需要了解细胞的存活状态和鉴别细胞死活,如用酶消化制备的细胞悬液中细胞活力的鉴别,冻存细胞复苏后的活力检测等。常用活力染料台盼蓝对细胞进行染色,以区分培养物中死细胞与活细胞的比率,便于确定细胞的存活状态。

1. 染色

用刻度吸管吸取 $0.5\ mL$ 细胞悬液于一小试管中(无菌操作),再加入 0.4% 台盼蓝染液 $0.5\ mL$,用吸管轻轻打匀,染色 $1 \sim 2\ min$。

2. 计数

取一滴染色后的细胞悬液滴入计数板内,计数每毫升细胞悬液中的死亡细胞数(被染色的细胞为死细胞)。由于在细胞悬液中加入了等量的 0.4% 台盼蓝染液,所以计数出的细胞数要再乘以 2(稀释倍数)才是真正的死细胞数。

3. 细胞成活率计算

计数出死细胞数后,按下式计算出细胞存活率:

$$细胞存活率 = (细胞总数 - 细胞死亡数)/细胞总数 \times 100\%$$

作业

(1) 绘图表示体外培养细胞的生长过程。

(2) 绘图表示观察到的四种类型的细胞。

(3) 书写实验报告,计算每毫升细胞悬液中的细胞数和细胞存活率。

思考题

(1) 为什么在细胞计数时,细胞悬液溢出凹槽外或有气泡时要重做?

(2) 为什么在细胞传代计数过程中,要用无菌吸管吸取细胞,滴加细胞悬液后该吸管不能再用?

注:本节实验内容参考自上海第二军医大学细胞生物学教研室相关实验方法。

(詹 苗)

实验十三 真核细胞的外源基因转染与检验

实验目的

(1) 了解将外源基因导入体外培养细胞的基本方法、外源基因在细胞中的表达特性及检测方法。

(2) 了解体外培养细胞实验体系在研究基因功能方面的作用。

实验材料

电穿孔仪、人宫颈癌细胞(Hela 细胞)、LacZ 表达载体或 EGFP 表达载体,β-半乳糖苷酶反应液或荧光显微镜。

实验方法

一、脂质体法将 LacZ 表达载体导入 Hela 细胞

(1) 将六孔板贴壁生长细胞在转染前 1 d,更换为不含抗生素的培养基。

(2) 将 4 μg 待转质粒加入至 250 μL 不含血清的培养基中,轻轻混合均匀。

(3) 将 10 μL 脂质体转染 2000 试剂加入至 250 μL 不含血清的培养基中,室温静置 5 min。

(4) 将上述两种混合物混合均匀,室温孵育 20 min。

(5) 转入六孔板中,补充适量培养基,轻轻摇晃六孔板混匀。

(6) 置于 37 ℃二氧化碳培养箱中,4~6 h 后更换培养液。

(7) 18~48 h 后可加适当的筛选压力,进行筛选。

二、细胞中的 LacZ 基因表达检测

(1) 转染 LacZ 基因的细胞,吸去细胞培养皿中的培养液,用 PBS 洗 3 次,在 40 ℃用 4%的多聚甲醛固定 5 min。

(2) PBS 洗 3 次,每次 2 min。

(3) 用 β-半乳糖苷酶反应液洗 1 次,加入适量含 X-gal(1 mg/mL)的 β-半乳糖苷酶反应液在 37 ℃下作用 60 min。观察染色部位及颜色。

三、利用电穿孔法将 β-半乳糖苷酶表达载体导入 Hela 细胞

(1) 吸去培养基(待用),PBS 洗涤 3 次,胰酶消化,旧培养基终止消化,1 000 r/min 离心 3 min 后收集细胞。

(2) PBS 吹打悬浮细胞,再次离心,1000 r/min,3 min。

(3) 用移液枪吸取 800 μL PBS 重新悬浮细胞并转入电转杯中。

(4) 加入约 20 μg 线性化质粒,吹打均匀。盖上盖子,在 −20 ℃冰箱内放置 5~10 min。

(5) 电击 2 次或 3 次(一般为 400 V、25 μF,据细胞的不同而异),可见液体略呈混浊。

(6) 置于−20℃冰箱 10 min。

(7) 取出后用酒精棉擦拭电转杯,超净台中开盖,将其中液体转移至培养皿中,加入适量培养基混匀,于 37 ℃、5％二氧化碳培养箱中培养。

(8) 4~6 h 细胞贴壁后可更换培养基,24~48 h 加入筛选压力。

作业

哪些生物学方法能把外源基因导入受体细胞?

附 β-半乳糖苷酶反应液的配制

PBS 液中含有:5 mmol/L 亚铁氰化钾、5 mmol/L 铁氰化钾、2 mmol/L 氯化镁、0.01％去氧熊胆酸钠、0.02％ NP-40。

注:本节实验内容参考自上海第二军医大学细胞生物学教研室相关实验方法。

(黄清松)

实验十四　细胞融合实验

实验目的

了解细胞融合的原理,初步掌握用聚乙二醇(PEG)诱导细胞融合的方法。

实验原理

细胞融合,即在自然条件下或利用人工法(生物、物理、化学),使两个或两个以上的细胞合并成一个具有双核或多核细胞的过程,同时也包括细胞之间质膜融合连接、胞质合并、细胞器与酶等互成的混合体系。细胞融合技术目前较广泛应用于细胞生物学、遗传学和医学研究等各个领域,并且取得显著的成绩。聚乙二醇广泛被用作细胞融合剂。目前普遍认为聚乙二醇分子能改变各类细胞的膜结构,使两细胞接触点处质膜的脂类分子发生疏散和重组,从而使细胞发生融合。细胞融合率是指在显微镜的一个视野内,已发生融合的细胞核总数与该视野内所有细胞(包括已融合的细胞)的细胞核总数之比,通常以百分比表示。该方法的优点是:用法简单,容易获得融合体,融合效果好。

实验用品

一、材料

蟾蜍血红细胞、鸡血红细胞。

二、试剂

(1) Alsver 液:葡萄糖 2.05 g,柠檬酸钠 0.8 g,氯化钠 0.42 g,用柠檬酸溶液调节 pH 值至 7.2,最后用重蒸水定容至 100 mL。

(2) 0.85% 生理盐水:0.85 g 氯化钠溶于 100 mL 重蒸水中。

(3) GKN 液:氯化钠 8 g,氯化钾 0.4 g,磷酸氢二钠 1.77 g,磷酸二氢钠 0.69 g,葡萄糖 2 g,酚红 0.01 g,溶于 1 000 mL 重蒸水中。

(4) Ringer 溶液:氯化钙 0.25 g,氯化钾 0.42 g,氯化钠 6.5 g(恒温动物 8.5 g)溶于 1 000 mL 蒸馏水中。

(5) Hanks 液:氯化钙 0.14 g,氯化钾 0.4 g,磷酸二氢钾 0.06 g,氯化镁 0.10 g,氯化钠 8.0 g,碳酸氢钠 0.35 g,七水磷酸氢二钠 0.09 g,D-葡萄糖 1.0 g,酚红 0.01 g,溶于 1 000 mL 蒸馏水中。

(6) 50%PEG 混合液:称取少许 PEG(M_w=4 000)放入刻度离心管内,在沸水浴中加热,使其溶化,待冷却至 50 ℃时,加入预热至 50 ℃的等体积的 GKN 液,混匀。注意使用前配制。

三、仪器

显微镜,离心机,水浴箱,电炉,量筒,离心管,注射器,试管,移液管,烧杯,吸管,载玻片,盖玻片。

实验内容

(1) 细胞悬液的制备。

① 蟾蜍血红细胞悬液的制备:用注射器吸入 1 mL Alsver 液后,从蟾蜍主动脉弓取血 1 mL 放入刻度试管中,再加入 2 mL Alsver 液(封口后于 4 ℃冰箱内可保存 1 周);放入刻度离心管内,按照 3∶1(体积比)加入 6 mL Alsver 液混匀,放入 4 ℃冰箱内可保存 3~4 d。

② 鸡血红细胞悬液的制备:用注射器吸入 1 mL Alsver 液后从鸡翼下静脉取鸡血 2 mL,注入刻度离心管内,按照 3∶1(体积比)加入 6 mL Alsver 液混匀,放入 4 ℃冰箱内可保存 3~4 d(按主动脉弓取血前处理方法操作)。

(2) 取鸡血红细胞悬液或蟾蜍血红细胞悬液 1 mL,移入 10 mL 离心管,加入 4 mL 0.85%生理盐水混匀。1 500 r/min 离心 5 min。

(3) 弃上清液(用吸管吸去),加 0.85%生理盐水至 5 mL,混匀后 1 500 r/min 离心 5 min。

(4) 重复上述条件,再离心洗涤 1 次。

(5) 收集最后一次离心沉淀的血细胞,加入适量的 GKN 液或 Ringer 溶液,按压积红细胞体积配成 10%的红细胞悬液。

(6) 取悬液 1 mL 到 1 个试管中,加入 0.5~0.8 mL 预热的 50%PEG 混合液混匀,置于 37 ℃水浴中温浴 2 min。再加入 Ringer 或 Hanks 液 5 mL 以终止 PEG 的作用。取血细胞悬液 1 滴滴于载玻片上,再加入 0.2%次甲基蓝溶液 1 滴,盖上盖玻片。

(7) 利用光学显微镜或倒置相差显微镜(高倍)观察 2 个或 3 个靠近细胞形成融合的过程(见附图 14-1)。

(8) 进行多个视野的测定,统计平均融合率。

作业

(1) 将观察到的细胞融合绘图。

(2) 计算显微镜下观察的细胞融合率。

(陈红梅)

实验十五 细胞凋亡的观察与检测

实验目的

(1) 掌握凋亡细胞的形态特征。
(2) 学会用荧光探针对细胞进行双标记来检测正常活细胞、凋亡细胞和坏死细胞的方法。

实验原理

细胞死亡根据其性质、起源及生物学意义可分为凋亡和坏死两种不同类型。凋亡普遍存在于生命界,在生物个体和生存中起着非常重要的作用。它是细胞在一定生理条件下一系列顺序发生事件的组合,是细胞遵循一定规律自己结束生命的自主控制过程。细胞凋亡具有可鉴别的形态学特征和生物化学特征。

在形态上可见凋亡细胞与周围细胞脱离接触、细胞变圆、细胞膜向内皱缩、胞浆浓缩、内质网扩张、细胞核固缩破裂呈团块状或新月状分布、内质网和细胞膜进一步融合将细胞分成多个完整包裹的凋亡小体,凋亡小体最后被吞噬细胞吞噬消化。在凋亡过程中细胞内容物并不释放到细胞外,不会影响其他细胞,因而不会引起炎症反应。

相比之下,坏死是细胞处于剧烈损伤条件下发生的细胞死亡。细胞在坏死早期即丧失质膜完整性,各种细胞器膨胀,进而质膜崩解释放出其中的内容物,引起炎症反应。坏死过程中细胞核DNA虽也降解,但由于存在各种长度不等的DNA片断,不能形成梯状带纹,而呈弥散状。

一些温和的损伤刺激及一些抗肿瘤药物可诱导细胞凋亡,通常这些因素在诱导凋亡的同时也可产生细胞坏死,这取决于损伤的剧烈程度和细胞本身对刺激的敏感程度。

细胞膜是具有选择性的生物膜,一般的生物染料如碘化丙啶(propidium iodide,PI)等不能穿过质膜。当细胞坏死时,质膜不完整,PI就可进入细胞内部,它可嵌入到DNA或RNA中,使坏死细胞着色,凋亡细胞和活细胞不着色。而一些活细胞染料由于为亲脂性物质,可跨膜进入活细胞,因而可进行活细胞染色。Hoechst33342是一种活性荧光染料且毒性较弱,它是双苯并咪唑的一种衍生物,与DNA特异结合(主要结合于A-T碱基区),显示凋亡细胞和活细胞。凡是看到有凋亡小体的细胞都是凋亡细胞。

三尖杉酯碱(HT)是我国自行研制的一种对急性粒细胞白血病、急性单核白血病等有良好疗效的抗肿瘤药物。研究表明 HT 在 0.02~5 μg/mL 范围内作用 2 h，即可诱导 HL-60 细胞凋亡，并表现出典型的凋亡特征。本实验用 1 μg/mL HT 在体外诱导培养的 HL-60 细胞发生凋亡，同时，也有少数细胞发生坏死。用 Hoechst33342 和 PI 对细胞进行双重染色，可以区别凋亡、坏死及正常细胞。

实验用品

一、材料

人早幼粒白血病 HL-60 细胞，用含 10% 小牛血清的 RPMI1640 培养基在 37 ℃、5% CO_2 条件下培养。

二、试剂

300 μg/mL 三尖杉酯碱(HT)，100 mmol/L Tris-HCl(pH=7.5)，5 mol/L EDTA 缓冲液。碱性裂解液：0.2 mol/L NaOH，1% SDS，3 mol/L NaAc(pH=4.8)。异丙醇，70% 乙醇，溴酚蓝，蔗糖指示剂。TBE 电泳缓冲液，1% 琼脂糖，溴化乙锭。PI 母液：500 μg/mL。Hoechst33342 母液：2 mmol/L。

三、仪器

荧光显微镜，电泳仪，电泳槽，微量加样器(100 μL、1 mL)，离心管(0.5 mL、1.5 mL)，载玻片，盖玻片。

实验方法

1. 三尖杉酯碱诱发 HL-60 细胞凋亡

(1) 实验前约 24 h，接种两瓶 HL-60 细胞，标记为①、②，每瓶含约 6 mL 培养液，置于 37 ℃、5% CO_2 培养箱培养。

(2) 实验前约 2.5 h，当细胞密度达到 70%，①号瓶加入三尖杉酯碱 200 μL，使终浓度为 1 μg/mL，②号瓶中加入同等量 PBS(pH=7.4)作对照。共同放入培养箱中继续培养 2.5 h。

2. Hoechst33342 和 PI 双重染色鉴别三种细胞

(1) 染色：将瓶中的细胞摇匀，取 200 μL 于 1.5 mL 的离心管中，加入 Hoechst33342 母液 2 μL，PI 20 μL，染色 15 min。

(2) 滴片：取一载玻片，用双面胶围成一小室，从离心管中各取以上染色后的细胞悬液 10 μL，加入小室内盖上盖玻片，在荧光镜显微镜下用紫外激发光、高倍镜下观察，区别三种细胞，并计算三者比例。

注意事项

(1) 诱导培养 HL-60 细胞时间要准确。

(2) 荧光显微镜下观察细胞时,由于荧光易淬灭,观察时要尽量快。

作业

(1) 总结细胞凋亡形态特征。
(2) 根据观察填下表,细胞形态一栏要求画出你所观察到的典型细胞图像。

附表 细胞凋亡实验记录表

	三尖杉酯碱组			PBS 对照组		
	正常细胞	凋亡细胞	坏死细胞	正常细胞	凋亡细胞	坏死细胞
荧光颜色						
细胞形态						
所占比例/(%)						

(毛建文)

第二篇 医学遗传学实验

实验十六　小白鼠骨髓细胞染色体的制备

实验目的

(1) 了解脊椎动物有丝分裂中期染色体的形态及结构特征。
(2) 学习脊椎动物骨髓细胞染色体的制备方法。

实验原理

(1) 染色质、染色体是同一种物质在不同时期存在的两种形态。染色质到有丝分裂期时高度螺旋化形成在光镜下可见的染色体,而染色体到分裂间期时又扩散为染色质。

(2) 取材之所以选择骨髓细胞是因为其有旺盛的分裂能力,有丝分裂指数较高,可直接得到中期的细胞而不必像血淋巴细胞或其他组织细胞那样要经过体外培养。

(3) 取材前注射秋水仙素至小白鼠腹腔,以阻止纺锤丝的形成,使大量分裂细胞终止于中期。

(4) 低渗处理使细胞膨胀,染色体适当分散;固定使染色体保持完好的状态;染色使染色体易于分辨、观察。

实验用品

一、动物

60~90 d 龄的健康小白鼠。

二、试剂

0.01%秋水仙素溶液、2%柠檬酸钠、0.075 mol/L KCl、冰醋酸、甲醇、吉姆萨(Giemsa)原液、0.01 mol/L 磷酸盐缓冲液(PBS)(pH=6.8)。

三、器材

解剖盘、镊子、剪刀、注射器(1 mL、5 mL 各 1 支)、5 mL 刻度离心管、试管、吸管、试管架、离心机、恒温水浴箱、天平。

实验步骤

(1) 秋水仙素处理。取骨髓前 3~4 h,每只小白鼠腹腔注射 0.01%秋水仙素

0.3～0.4 mL。

(2) 取骨髓。将处理过的小白鼠用损伤脊椎法杀死,用清洁的剪刀剪去大腿上的皮肤和肌肉,暴露出股骨及其两端相连的关节,从两端关节处剪下股骨,用2%的柠檬酸钠溶液清洗,将股骨上的残肉处理干净,然后剪掉两端的关节。用镊子夹住股骨中部,使股骨一端对准离心管口,用吸有适量柠檬酸钠的注射器从股骨的一端插入,将股骨的骨髓吹入 10 mL 的离心管中,反复吹洗数次,直至股骨变白为止。此时离心管中的细胞悬液可达 4～5 mL。

(3) 低渗处理。将骨髓细胞悬液 1 500～2 000 r/min 离心 8～10 min,弃去上清液,离心产物留 0.2 mL,加 0.075 mol/L KCl 6～8 mL,吹散打匀细胞团,室温下静置 30 min 或于 37 ℃ 静置 25 min。

(4) 预固定或固定。将处理后的细胞悬液加入 5 mL 固定液(甲醇与冰醋酸的体积比为 3∶1),静置 1 min,1 500～2 000 r/min 离心 5～8 min,弃去上清液,留 0.2 mL,加入 5 mL 固定液(甲醇与冰醋酸的体积比为 1∶1),打匀细胞团,固定 10～15 min。1 500～2 000 r/min 离心 5～8 min,弃去上清液,留 0.1～0.2 mL,再加固定液(甲醇与冰醋酸的体积比为 1∶1)2～3 滴(视细胞多少适当增减),打匀细胞团,成细胞悬液。

(5) 滴片。取在冰水中预冷的载玻片,将细胞悬液从 45 cm 高度处滴下,并立即用吸管将细胞吹散平放,令其自然干燥或用酒精灯远距离烘干,用特种铅笔在玻片的右上角做标记。

(6) 染色。将烘干的玻片放入盛有吉姆萨染液的染色缸内(染缸置于 37～40 ℃ 恒温水浴箱中),染色 5～10 min,取出,自来水细流缓缓冲洗,然后晾干以备镜检。

作业

(1) 简述小白鼠骨髓细胞染色体的制备过程。
(2) 在制片过程中为什么要进行低渗处理?
(3) 在取骨髓前为什么要给动物注射秋水仙素?

附 试剂配制

(1) 0.01%秋水仙素溶液:秋水仙素 1 mg,灭菌 0.85%NaCl 溶液 10 mL 溶解,避光保存。

(2) 0.075 mol/L KCl 溶液。

① 原液:KCl 11.8 g,双蒸水 100 mL 溶解。
② 使用液:原液 1 份,双蒸水 19 份混合。

(3) 吉姆萨(Giemsa)染液。

① 原液:吉姆萨粉 0.5 g,甘油 33 mL,甲醇 33 mL,配制时先将吉姆萨染粉置

于研钵中,加入少量甘油,研磨至无颗粒,再加入余下的甘油,拌匀后放入 56 ℃ 温箱中保温 2 h,然后取出加入乙醇,充分拌匀,滤纸过滤后用棕色瓶密封,避光保存,一般要放置 2 周后才能使用。

② 使用液:原液 1 份,pH 值为 6.8 的磷酸盐缓冲液 9 份,使用液不宜长期保存,一般现配现用。

(4) pH 值为 6.8 磷酸盐缓冲液:该液可先配成甲液和乙液,然后混合使用。

① 甲液:KH_2PO_4 0.907g,蒸馏水 100 mL 溶解。

② 乙液:$Na_2HPO_4 \cdot 2H_2O$ 1.18g 加蒸馏水 100 mL 溶解。

③ 使用液(pH6.8):甲液 50.8 mL,乙液 49.2 mL,该使用液也不宜久放,一般也是现配现用。

(黄清松)

实验十七　染色体观察及 X 染色质鉴定方法

Ⅰ.染色体观察

实验目的

(1) 通过正常人的体细胞染色体玻片标本的观察,初步辨认人的三种染色体。
(2) 通过几种动物染色体玻片标本的观察,了解不同种的动物染色体的数目和形状有所不同,且它们相对稳定。
(3) 学习油镜的使用。

实验用品

一、材料

正常人外周血淋巴细胞染色体玻片标本,兔、鼠等动物骨髓细胞染色体玻片标本。

二、用具

擦镜纸、二甲苯、香柏油、纱布、小毛巾。

实验内容

1. 观察正常人外周血淋巴细胞染色体玻片标本

正常人外周血淋巴细胞染色体如附图 17-1 所示。

(1) 先在低倍镜下找到分裂象较好的染色体,再转到高倍镜下观察,确认其是分裂中期的染色体(即各条染色体已纵裂为两条染色单体,但着丝点仍未分离)。

(2) 把粗调限位凸柄向前推紧,调节物像清晰后转开高倍镜,在玻片上透光孔中央位置滴一滴香柏油,眼睛注意侧面,转入油镜,使油与油镜镜面形成一个油柱。由于香柏油的折光率与玻璃相近,均在 1.55 左右(空气为 1),可以减少光的折射,增加标本观察的亮度。

(3) 慢慢调节细螺旋,直至目的物清晰。可见染色体被染成蓝紫色。注意着丝点的位置。分辨人的三种染色体(中央着丝点染色体、亚中着丝点染色体、近端着丝点染色体)。

(4) 观察完毕,取下玻片。

2. 观察自制染色体玻片标本

(1) 在低倍镜下观察 Giemsa 染色后的中期分裂象的形态。

(2) 在高倍镜下,选择分散适度、染色体不重叠的分裂象,转油镜下观察。

(3) 观察小白鼠染色体的形态:小白鼠染色体呈"U"形,全部为端着丝点染色体,染色体数目 $2n=40$。正常情况下,常规染色时,雄性小白鼠有 3 个最短的染色体(1 对 19 号和一个 Y 染色体),而雌性小白鼠只有 2 个。

3. 玻片标本示教

大白鼠、鸽子等动物骨髓细胞染色体的玻片标本示教。

4. 油镜镜头的清洁

观察完毕,取下玻片,把油镜镜头转离光轴,先用干的擦镜纸擦一两次,把大部分油去掉,再用滴上 1～2 滴二甲苯的擦镜纸擦 1～2 次,最后再用干擦镜纸擦一次。如果高、低倍镜头也有油迹污染,亦要按上法清洁。玻片标本上的油可用"拉纸法"擦净,即把一条擦镜纸盖在片子的油上,然后在纸上滴一些二甲苯,趁湿把纸往外拉,这样连续操作 3～4 次,即可擦干净。

Ⅱ. X 染色质鉴定方法

实验目的

掌握 X 染色质(亦称 X 小体)的鉴定方法,可帮助鉴定正常人的性别,而且可以诊断性异常的患者。

实验用品

(1) 材料:口腔黏膜上皮细胞或发根毛囊细胞。

(2) 用具:显微镜、载玻片、盖玻片、牙签、染色缸、滴瓶、吸水纸、擦镜纸、蜡笔、大平皿。

(3) 试剂:甲醇、冰醋酸、5 mol/L 盐酸、0.4% 甲苯胺蓝、硫堇染液、40% 醋酸、蒸馏水、生理盐水、二甲苯、香柏油。

实验原理

1949 年,Barr 等在雌猫神经细胞间期核中,第一次发现了一个浓缩的深染小体,称为巴氏小体,而雄猫神经细胞中没有。1954 年,Moore 在人类女性口腔黏膜细胞中也发现这种浓染小体,正常男性细胞中则无。由于巴氏小体是女性间期核中的 1 条 X 染色体失活异固缩形成的,故现在通称 X 染色质或 X 小体。X 小体位于细胞核膜的内缘,染色较深,呈半月形、圆形、扁平形或三角形,大小约为 1 μm。

有些细胞具有 X 染色质的位置不在核膜的内缘,那就不容易与其他染色质区别了,所以一般只用紧贴于核膜内侧缘的作为阳性。由于一个分裂间期细胞核中只有一条 X 染色体疏散开来,参加细胞代谢活动,多余的 X 染色体则仍保持浓缩的状态,所以染色特深,成为 X 小体,据此,正常男性个体不可能出现 X 小体,正常女性个体可能出现一个 X 小体,其他则为不正常的男性或女性。性染色体的类型与性别、染色体数目的关系如表 17-1 所示。

表 17-1 性染色体的类型与性别、染色体数目的关系

性染色体类型	XY	XO	XX	XXY	XXX	XXXX
性别	男	"女"	女	"男"	"女"	"女"
X 染色体数目	0	0	1	1	2	3

操作与观察

（1）取 4 片载玻片平放在实验台面上,请女同学用蜡笔在其左侧画一小圆圈为标志,方便区别。

（2）用生理盐水漱口,然后用牙签的宽头轻轻地刮口腔黏膜,第一次刮出物连牙签一起不要（丢在专用的平皿中）,再在原位继续略用力刮取几次,分别在 4 张载玻片上涂一均匀的薄层。

（3）将涂片加几滴甲醇固定约 20 min,并让其自行干燥,再把标本浸入（或滴数滴）5 mol/L HCl 中水解 15 min,取出后,用自来水冲洗片刻,晾干后染色。

（4）染色：在涂片处加数滴 0.4% 甲苯胺蓝,染色 20 min（也可用硫堇染液染 30 min）,水冲洗,晾干。

（5）盖上盖玻片,置于显微镜下观察,X 染色质如附图 17-2 所示。低倍→高倍→油镜。认真寻找紧贴于核膜内侧缘的、染色较深的 X 小体,每人至少要看一片男性 X 染色质的和一片女性 X 染色质的玻片。

（6）检查分析：在油镜下检查 100 个"可计数细胞"中具有 X 染色质的细胞数,以求出 X 染色质的阳性率。

"可计数细胞"的条件如下。

① 胞核较大,染色清晰,胞核轮廓清楚完整而无缺损、皱褶。

② 核质呈细网状或均匀的细核,而无退变的深染大颗粒或染料颗粒。

根据有关资料报道：男性的 X 染色质的出现范围为 0%～2%；女性的 X 染色质的出现范围为 10%～30%,即 X 染色质出现率在 10% 以上时,则可定为女性。

作业

(1) 在你所检查的玻片中,男、女的 X 染色质出现率各为多少?

(2) 画 1~5 个口腔上皮细胞,其中至少要有一个可见到 X 染色质的细胞图。

附 1. 用发根毛囊细胞制片观察 X 小体

拔下 2~3 根头发,将根部带有完整毛囊组织的部分置于载玻片中央,加一滴 40%醋酸处理 5~10 min,可将毛囊软化,后用刀片轻轻刮下毛囊组织,弃去发干,用刀尖或解剖针将毛囊组织分散,并均匀涂布于玻片中央,在酒精灯上远火干燥,然后加一滴甲醇-冰醋酸(体积比为 3∶1)固定液固定约 15 min,并让其自行挥发干燥,再把标本浸入(或滴 2 滴)5 mol/L 盐酸中水解 10 min,取出后,用自来水冲洗片刻即可染色(染色方法如上述(4)所介绍)。

2. 有关试剂的配制

(1) 5 mol/L HCl:当盐酸的相对密度为 1.19 时,取 412.5 mL HCl 加蒸馏水至 1 000 mL;

当盐酸的相对密度为 1.16 时,取 491.5 mL HCl 加蒸馏水至 1 000 mL。

(2) 0.4%甲苯胺蓝:称取 0.4 g 甲苯胺蓝加蒸馏水至 100 mL。

(陈爱葵)

实验十八　人类染色体核型分析

实验目的

初步掌握正常人体细胞染色体核型分析的方法。

实验材料

正常人体细胞中期分裂象照片复印件。

实验方法

正常人体细胞染色体的剪贴。

一、分组配对的根据

(1) 染色体的长度、大小。
(2) 着丝点的位置。
(3) 长、短臂的比较。

二、各组主要鉴别要求

各组染色体的主要鉴别要求如表18-1所示。

表18-1　各组染色体的主要鉴别要求

组别	号数	大小	着丝点的位置	鉴别要求
A	1～3	最大	1、3号中央，2号亚中	分组排号正确
B	4～5	次大	亚中	分组正确
C	6～12加X	中等	亚中	分组正确，从大到小排列，要求正确区别X染色体，其大小在7、8号之间，着丝点指数为37.5＋2.7
D	13～15	中等	近端	分组正确
E	16～18	较小	16号中央，17～18号亚中	分组排号正确(18号短臂较短)
F	19～20	小	中央	分组正确
G	21～22加Y	最小	近端	正确区分G组与Y(Y的长臂的两条单体常平行伸展)

三、剪贴方法

(1) 取正常人染色体照片复印件两张,一张保持完整,将另一张的每条染色体分别剪下,放在小方瓷盆中,注意切勿丢失!

(2) 按照分组配对的根据和各组鉴别要求,把剪下的各条染色体从小到大进行分组、配对,排在小方瓷盆上,全套分为七组,23对,其中性染色体另列一旁。

(3) 在画图纸的上部贴一张完整的染色体照片复印件,再用铅笔在其下部画上七条横线,如实验十八生物学实验报告所示填写。

(4) 将剪下配对好的染色体用胶水贴在图画纸的横线上,贴时注意:着丝点要刚好对准在一条横线上,短臂要向上;X和Y要垂直在一条直线上。

(5) 标上组名和X、Y染色体等说明,作为作业上交。

(陈爱葵)

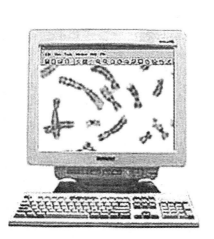
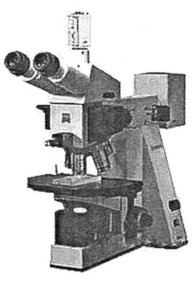

生物学实验报告

实验十八　人类染色体核型分析

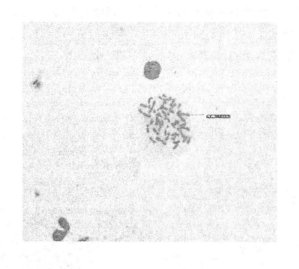

```
_____
        A              B              X
_____
               C                      Y
_____
        D              E
_____
        F              G
```

正常男性核型

实验十九 大白鼠骨髓细胞染色体 G 带的制备

实验目的

初步掌握染色体 G 带标本的制备。

实验原理

染色体上与 DNA 结合疏松的组织蛋白易被胰蛋白消化分解掉,染色后这些段成为浅带;而那些组蛋白与 DNA 结合牢固的区段可被染成深带,因每条染色体都有较为恒定的 G 带带纹特征,故 G 带显带后,可较为准确地识别每条染色体,并可发现染色体上较细致的结构畸变。

实验用品

一、动物

体重 250 g 左右的健康大鼠。

二、试剂

0.01% 秋水仙素溶液、2% 柠檬酸钠、0.075 mol/L KCl、冰醋酸、甲醇、Giemsa 原液、0.01 mol/L 磷酸盐缓冲液(PBS)(pH=6.8)。

三、器材

解剖盘、镊子、剪刀、注射器(1 mL、5 mL 各 1 支)、5 mL 刻度离心管、试管、吸管、试管架、离心机、恒温水箱、天平。

实验步骤

(1) 秋水仙素处理。取骨髓前 3~4 h,每只大白鼠腹腔注射 0.01% 秋水仙素 1.5 mL。

(2) 取骨髓。将处理过的大白鼠用损伤脊椎法杀死,用洁净的剪刀剪去大腿上的皮肤和肌肉,暴露出股骨及两端相连的关节,从两端处剪下股骨。用 2% 的柠檬酸钠溶液清洗,将股骨上的残肉处理干净,然后剪掉两端的关节。用镊子夹住股骨中部,使股骨一端对准离心管,用吸有适量柠檬酸钠溶液的注射器从股骨的一端插入,将股骨的骨髓吹入 10 mL 的离心管中,反复吹洗数次,直至股骨发白为止。此时离心管中的细胞悬液可达 4~5 mL。

(3) 低渗处理。将骨髓细胞悬液 1 500～2 000 r/min 离心 8～10 min,弃去上清液,离心产物留 0.2 mL,加 0.075 mol/L KCl 6～8 mL,吹散打匀细胞团,在室温下静置 30 min 或于 37 ℃静置 25 min。

(4) 预固定或固定。将处理的细胞悬液加入 5 mL 固定液(甲醇与冰醋酸的体积比为 3∶1),静置 1 min,1 500～2 000 r/min 离心 5～8 min,弃去上清液,留 0.2 mL,加入 5 mL 固定液(甲醇与冰醋酸的体积比为 3∶1)打匀细胞团,固定 10～15 min。1 500～2 000 r/min 离心 5～8 min,弃去上清液,留 0.1～0.2 mL,再加固定液(甲醇与冰醋酸的体积比为 3∶1)2～3 滴(视细胞多少适当增减),打匀细胞团,成细胞悬液。

(5) 滴片。取在冰水中预冷的载玻片,将细胞悬液从 10 cm 高度滴下,并立即用吸管将细胞吹散放平,令其自然干燥或用酒精灯远距离烘干,用特种铅笔在玻片的右上角做标记。

(6) 胰蛋白酶处理。将在 37 ℃水浴中预温的 0.125%胰蛋白酶工作液滴在玻片标本上,处理 15～30 s,用生理盐水冲洗 2 次,再用自来水冲洗干净。

(7) 染色。将烘干的玻片放入盛有吉姆萨染液的染色缸内(染缸置于 37～40 ℃恒温水浴箱中),染色 5～10 min,取出,用自来水细流冲洗,然后晾干以备镜检。

作业

简述大白鼠细胞染色体 G 带显带的原理以及制备过程。

附 试剂配制

(1) 0.01%秋水仙素溶液:秋水仙素 1 mg,灭菌 0.85% NaCl 溶液 10 mL 溶解,避光保存。

(2) 0.075 mol/L KCl 溶液。

① 原液:KCl 11.8 g,双蒸水 100 mL 溶解。

② 使用液:原液 1 份,双蒸水 19 份混合。

(3) 吉姆萨(Giemsa)染液。

① 原液:吉姆萨粉 0.5 g,甘油 33 mL,甲醇 33 mL,配置时先将吉姆萨粉置于研钵中,加入少量甘油,研磨至无颗粒,再加入余下的甘油,拌匀后放入 56 ℃温箱中保温 2 h,然后取出加入乙醇,充分搅拌均匀,滤纸过滤后用棕色瓶密闭,避光保存,一般要放置 2 周后才能使用。

② 使用液:原液 1 份,pH 值为 6.8 的磷酸盐缓冲液 9 份,使用液不宜长期保存,一般现配现用。

pH 值为 6.8 的磷酸盐缓冲液:该液可先配成甲液和乙液,然后混合使用。

甲液：KH_2PO_4 0.907 g，加蒸馏水 100 mL 溶解。

乙液：$Na_2HPO_4 \cdot 2H_2O$ 1.18 g，加蒸馏水 100 mL 溶解。

使用液(pH=6.8)：甲液 50.8 mL，乙液 49.2 mL，该使用液也不宜久放，一般也是现配现用。

（李红枝）

实验二十　红细胞 G-6-PD 活性的测定

实验目的

(1) 掌握葡萄糖-6-磷酸脱氢酶(G-6-PD)含量的测定方法。
(2) 了解蚕豆病的发病机制。

实验原理

G-6-PD 活性的测定,可广泛应用于溶血性贫血的病因诊断以及婚前、产前检查,以预防遗传性 G-6-PD 缺乏症。

在有足量的 NADPH 存在的情况下,反应液中的高铁血红蛋白能被高铁血红蛋白还原酶(即细胞色素 b5,亦称黄素酶)还原成亚铁血红蛋白,这一还原过程还需递氢体——亚甲基蓝的参与。当红细胞内 G-6-PD 含量正常时,由磷酸戊糖途径生成的 NADPH 的数量足以完成上述的还原反应。当红细胞内 G-6-PD 含量不足或缺乏时,高铁血红蛋白还原速度减慢,甚至不能还原,高铁血红蛋白呈褐色,在波长 635 nm 处有吸收峰,可用分光光度计测定。高铁血红蛋白还原试验法通过测定高铁血红蛋白还原率,可间接反映红细胞内 G-6-PD 活性有无缺乏及缺乏程度。

红细胞内 G-6-PD 缺乏是蚕豆病、某些药物诱发的急性红细胞溶血及某些小儿非球形红细胞性溶血的常见原因。

蚕豆病或伯氨喹啉药物溶血性贫血患者,由于红细胞内 G-6-PD 缺乏(隐性遗传),导致高铁血红蛋白还原率明显下降,纯合子还原率(MHb%)在 30% 以下,杂合子还原率(MHb%)则呈中间值,多为 31%～74%,即为 G-6-PD 活性缺乏,均判断为阳性;高铁血红蛋白还原率(MHb%)≥75%,则为 G-6-PD 活性正常,判断为阴性。

G-6-PD 缺乏(缺陷)基因在 X 染色体上,通过女性遗传,男性患者居多,临床上检查红细胞内 G-6-PD 主要用于诊断有关的溶血性贫血。

实验材料

(1) 0.18 mol/L 亚硝酸钠-0.28 mol/L 葡萄糖溶液(亚硝酸钠 1.25 g,葡萄糖 5.0 g,加蒸馏水至 100 mL,储存于棕色瓶中,放于 4 ℃冰箱中,可保存 1 个月)。

(2) 0.4 mmol/L 亚甲基蓝溶液(先将 0.15 g 含 3 个结晶水的亚甲基蓝放入

乳钵中,加蒸馏水少量研磨,待溶解后移到 100 mL 容量瓶中,再加蒸馏水至 100 mL,混匀过滤,此液可保存 3 个月)。

(3) 生理盐水。

(4) 蒸馏水。

(5) 空腹抽取静脉血 1.8 mL 置于抗凝管(含抗凝剂 109 mmol/L 柠檬酸溶液 0.2 mL 及葡萄糖 20 mg)中,混匀。

实验步骤

(1) 将抗凝血以 1 000 r/min 离心 15 min,取出,调整血细胞与血浆比例为 1∶1 后再混匀。

(2) 将 0.18 mol/L 亚硝酸钠-0.28 mol/L 葡萄糖溶液与 0.4 mmol/L 亚甲基蓝溶液等量混合,形成混合试剂。

(3) 取 15 mm×150 mm 试管 3 支,标明 A、B、S,按表 20-1 中的顺序进行操作。

表 20-1 高铁血红蛋白还原试验操作步骤

	A	B	S
混合试剂/mL	0.01	—	—
生理盐水/mL	—	0.01	—
0.18 mol/L 亚硝酸钠-0.28 mol/L 葡萄糖溶液(mL)	—	—	0.01
经调整的全血/mL	0.1	0.1	0.1
来回摆动 15~20 次,置于 37 ℃ 水浴箱静置 3 h			
蒸馏水/mL	10.0	10.0	10.0

(4) 颠倒混均匀,以"B"管为空白管,在波长 635 nm 处测定"A"管及"S"管的吸光度。

(5) 高铁血红蛋白还原率(MHb%)=(1−A/S)×100%,MHb% 为 31%~74%(中间值,杂合子)或 ≤30%(纯合子),即为 G-6-PD 活性缺乏,均判断为阳性;MHb%≥75%,则为 G-6-PD 活性正常,判断为阴性。

作业

简述引起红细胞 G-6-PD 缺乏症的病因以及发病机理。

(黄清松)

实验二十一　小鼠骨髓嗜多染红细胞微核检测

实验目的

熟悉微核实验的基本原理和意义。

实验原理

细胞在受到射线、化学物质等有害因素作用后,可产生除细胞核以外的次级核,研究证明,微核的化学成分与细胞主核相同,因其体积很小,故称微核。多数学者认为细胞通过两种机制产生微核:①染色体断裂剂导致染色体断裂,产生的无着丝粒断片或环不能进入子细胞核,被包含在子细胞的胞质内,单独形成一个或几个规则的微核;②纺锤丝毒性药物(如秋水仙碱等)能抑制纺锤丝的形成,破坏染色体和纺锤体的连接,阻止细胞分裂中期纺锤丝将染色体拉至细胞的两端,染色单体行动滞后,不能进入子细胞的主核,而形成了一组微核,体积往往略大于一般典型的微核。由于微核的产生与染色体和 DNA 损伤有较大关系,故常将微核的检出率作为 DNA 损伤的一种指标。

微核技术与其他技术结合,实验方法日趋完善,试验选材范围越来越广。目前微核技术的检测与数据分析可实现自动化,亦可同时检测微核的 DNA 含量,提供微核形成的信息,适用于任何化合物致突变性的评价。目前可用于微核试验的生物材料种类繁多,如小鼠、大鼠、中国仓鼠、猕猴和豚鼠等。在各种实验动物中,小鼠价格便宜,骨髓中干扰因素少,是微核试验的常用动物。

环磷酰胺因具有显著的诱变作用,而常被用作骨髓微核试验的阳性对照物。本实验用环磷酰胺作诱导剂,促使细胞中染色体断裂,产生微核。除此之外,射线、顺铂等也常用作阳性对照物或诱导剂。

骨髓嗜多染红细胞(polychromatic erythrocyte,PCE)中主核已排出,微核经 Giemsa 染色后色泽鲜红,胞质内含有核糖体,被染成淡灰蓝色,微核与胞质形成鲜明的对比,易于鉴别;而成熟红细胞中的核糖体已溶解,被染成淡橘红色,与 PCE 区别明显。

实验用品

一、材料

2~3 月龄、体重 18~22 g 的健康小鼠。

二、试剂

(1) 小牛血清:滤菌后放入 56 ℃恒温水浴保温 1 h 进行灭活,4 ℃储存,亦可用大、小鼠血清代替。

(2) Giemsa 原液:称取 Giemsa 染料 3.8 g,加入 375 mL 甲醇(分析纯)研磨,待完全溶解后,加甘油 125 mL,37 ℃恒温箱保温 48 h,振摇数次,过滤,2 周后可使用。

(3) 磷酸盐缓冲液(pH=6.8):KH_2PO_4 4.50 g、$Na_2HPO_4 \cdot 12H_2O$ 11.81 g,加蒸馏水至 1 000 mL。

(4) 甲醇。

(5) 环磷酰胺。

三、器材

1 mL 注射器、解剖器械、低速离心机、5 mL 离心管、毛细吸管、载玻片、染色缸、显微镜、计数器。

实验方法

(1) 染毒。小鼠腹腔注射环磷酰胺 40 mg/kg。

(2) 取材。以颈椎脱臼法处死小鼠,取两腿股骨,剔净肌肉,擦去附着在上面的血污,剪取两端股骨头,暴露骨髓腔,用注射器吸取 1 mL 灭活小牛血清,将针头插入骨髓腔上段冲洗,用试管接收冲洗液,即成骨髓细胞悬液。

(3) 离心。1 000 r/min 离心 5 min,弃去大部分上清液,留少许液体,用毛细吸管将细胞团块轻轻吹打均匀。

(4) 涂片。混匀后的液体滴 1 滴于载玻片上,血常规涂片法涂片,自然干燥。

(5) 固定。玻片标本置于甲醇溶液中固定 5~10 min,晾干。

(6) 染色。Giemsa 原液用磷酸盐缓冲液按 1:10 的比例稀释,染色 10 min,自来水轻轻冲去多余染液,晾干,镜检。

(7) 观察。先在低倍镜下选择细胞分散均匀、形态完整、染色良好的区域,再转到油镜下,观察嗜多染红细胞的微核。典型的微核多为单个、圆形、边缘光滑整齐,偶尔呈肾形、马蹄形或环形,嗜色性与主核一致,直径通常为红细胞的 1/20~1/5。每张玻片标本计数 100~200 个嗜多染红细胞,按"‰"计算微核的出现率,微核计数以"细胞"为单位,即 1 个细胞中出现 2 个或 2 个以上微核时,只按"1"计算。

预期结果及分析

(一) 实验结果为阳性

给药组与对照组微核率有明显的剂量反应关系并有显著性差异($P<0.01$)

时,可认为是阳性试验结果。说明该化学物质能引起染色体断裂,是一种 DNA 断裂剂,但要排除假阳性。若统计学上有显著性差别,但无剂量反应关系时,则须进行重复试验,结果能重复者可确定为阳性。

(二) 实验结果为阴性

实验结果为阴性时,下结论要十分慎重。出现阴性结果的主要原因有以下几点。

(1) 被筛选的化学物质不引起微核率增高。

(2) 制片时间不当:有些断裂剂能延迟红细胞的分裂和成熟,使出现微核的高峰时间推迟,因此,应根据细胞周期和不同物质的作用特点定取材时间。可先做预试验,一般为 30 h。

(3) 剂量过高或过低:各种化学物质的理化性质、体内代谢途径不同,应根据实验需要,根据药物的特点选择给药途径。例如,骨髓实验需短时间内达到有效浓度,应选用腹腔注射或口服用药。

注意事项

(1) 小鼠股骨较短、细,剪股骨头时,应尽量保持股骨中段的完整。

(2) 染液浓度、pH 值、染色时间等多种因素可影响染色效果,例如,微核可被染成鲜红色、蓝紫色或紫红色,甚至同一张标本上也会出现染色深浅不一致的现象,因此,计数前必须仔细观察 PCE 和成熟红细胞的差别,正确辨认。

(3) 室温较低时,可适当延长染色时间。

(4) 正确掌握微核的形态特征,避免出现假阳性结果。PCE 中的 RNA 颗粒、含酸性多糖的颗粒以及一些附着的染料颗粒等经 Giemsa 染色后与微核颜色一致,易与微核混淆,应注意辨别。在实际应用中,如有必要,可采用其他方法重复试验,以排除假阳性。

(5) 制片后,以有核细胞形态是否完好作为判断制片优劣的标准。

作业

(1) 每位学生观察并计数 50~100 个嗜多染红细胞中的微核细胞。

(2) 以小组为单位统计数据,计算微核细胞的千分率,并将结果写成实验报告。

(李白霓)

实验二十二　人类基因组 DNA 的提取

实验目的

(1) 初步掌握人类基因组 DNA 的提取方法。
(2) 了解 DNA 提取的原理。

实验原理

哺乳动物的一切有核细胞都可以用来制备 DNA，除特殊要求外，白细胞、肝组织或脾组织是最常用的材料。原始材料较少或较难获得时(如羊水细胞)，还必须经过细胞培养来获得足够量的细胞；有时为了简便易行起见，还可以无创伤地采集材料，如用口腔上皮脱落细胞或发根细胞。产前诊断所用的材料则为胎儿的羊水细胞或者绒毛膜细胞。从不同组织细胞或血细胞中提取高质量的 DNA 是进行分子遗传学各项研究的先决条件。制备高质量 DNA 的原则是：尽可能保持 DNA 分子的完整，将蛋白质、脂类、糖类等物质分离干净。哺乳动物 DNA 的提取通常是在有 EDTA-Na_2 及 SDS 一类的去污剂存在下，用蛋白酶 K 消化细胞，然后用酚、氯仿抽提实现的。在 Tris-HCl 饱和酚(pH=8.0)作用下，DNA 被释放到上清液中，经过氯仿去蛋白、去酚(因为可有 10% 的酚溶于水)作用后，乙醇可使 DNA 分子聚合形成白色或无色絮状沉淀，从而获得粗提 DNA。总结起来其制备过程如下。

① 裂解细胞。SDS 裂解细胞(SDS 是一种去污剂，可破坏细胞膜的脂质膜)。

② 除去蛋白质。蛋白酶 K 水解蛋白质，酚和氯仿抽提分离蛋白质。蛋白酶 K 是一种很强的蛋白水解酶，能消化各种蛋白质(包括糖蛋白和肽类)及脂类和胺类物质，但糖蛋白的降解物常与 DNA 一同沉淀下来，干扰酶的活性，消化后需要用酚、氯仿抽提纯化，酚能变性蛋白质而且还能将变性的蛋白质溶解在其中。氯仿也是一种有效的蛋白变性剂，它还能促进两相的分离。

③ 析出 DNA。用乙醇沉淀使 DNA 从溶液中析出。

用这一方法获得的基因组 DNA 大小有 100~150 kb，适用于 Southern 分析、用 λ 噬菌体构建基因组 DNA 文库和 PCR 反应等。

实验用品

一、材料与标本

人外周静脉血。

二、试剂

柠檬酸钠溶液（ACD）、生理盐水、细胞裂解液（STE）、蛋白酶 K（10 mg/mL）、10% SDS、Tris-HCl 饱和酚（pH=8.0）、氯仿（$CHCl_3$）、乙酸钠（3 mol/L，pH=5.2）、无水乙醇、75%乙醇、TE 缓冲液（pH=8.0）。

三、仪器与用品

采血管、15 mL 离心管、EP 管、离心管架、长嘴吸管、移液器（20 μL、100 μL 和 1 mL）、移液器头、离心机、等臂天平、Marker 笔、恒温水浴锅、漩涡振荡器。

实验方法

人外周静脉血 DNA 的提取步骤如下。

(1) 采集外周静脉血 3~4 mL 于 7 mL 管内，加 0.5 mL ACD 抗凝。

(2) 加等体积生理盐水，轻轻振荡混匀；1 500 g 离心 20 min。

(3) 弃上清液；每管加 5 mL 细胞裂解液，轻轻上下振荡至透明；1 500 g 离心 20 min。

(4) 弃上清液；每管加入 STE（pH=8.0）2 mL，蛋白酶 K（10 mg/mL）20 mL，10% SDS 200 mL，置于 37 ℃恒温水浴箱内，消化过夜。

(5) 加等体积 Tris-HCl 饱和酚，轻轻振荡混匀；5 000 g 离心 20 min。

(6) 吸取上清液，重新抽提 1~2 次。

(7) 加等体积 $CHCl_3$ 抽提 2 次。

(8) 吸取上清液至一小锥形瓶中，加入 3 mol/L 乙酸钠至终浓度为 0.3 mol/L。

(9) 加入 2.5 倍体积的无水乙醇，可见有白色絮状沉淀物，即为所提取的 DNA。轻轻旋转锥形瓶，慢慢将 DNA 聚到一起。

(10) 吸出 DNA 沉淀，放入加有 1 mL 75%乙醇的 Eppendorf 管内；12 000 g 离心 10 min。

(11) 弃上清液，室温干燥。

(12) 加适量（200~500 mL）TE 缓冲液，置于 4 ℃保存，2~4 d DNA 才能完全溶解。

(13) 用紫外光谱分析法检测 DNA 的含量；DNA 的 OD_{260}/OD_{280} 约为 1.8，若高于 1.8 则可能有 RNA 污染，低于 1.8 则可能有蛋白质污染。

注意事项

(1) 外周静脉血一般用医用 ACD 抗凝,也可用 EDTA 抗凝。因肝素能抑制限制性内切酶活性,故一般不采用肝素抗凝。

(2) 因 Tris-HCl 饱和酚(pH=8.0)、氯仿($CHCl_3$)有较强的毒性作用,在操作过程中应注意防护,防止液体溅到皮肤上,有条件的可以戴乳胶手套以及口罩,保持良好通风。

(3) 在酚以及氯仿的混合过程中,注意轻轻混匀,切忌剧烈振荡,防止 DNA 因机械剪切而发生断裂。

(4) 在无水乙醇沉淀 DNA 的过程中,注意使用室温的无水乙醇,不需要预冷,否则 RNA 容易析出。

(5) 不要使 DNA 沉淀完全干燥,否则极难溶解。可以将其置于摇床平台上慢慢摇动至 DNA 完全溶解。

作业

(1) 人类基因组 DNA 提取的原理是什么?

(2) 人类基因组 DNA 提取时要注意哪些问题?

(3) 如何判断人类基因组 DNA 提取是否成功?

附 试剂的配制

(1) 3% 柠檬酸钠溶液(ACD):3 g 柠檬酸钠溶于 100 mL 的 dH_2O 中。

(2) 1×细胞裂解液(STE):2 mol/L Tris-HCl (pH=8.2) 0.5 mL;4 mol/L NaCl 10 mL;2 mmol/L EDTA 0.4 mL,加 dH_2O 至 100 mL。

(3) 10 % SDS:SDS 10 g,加 dH_2O 至 100 mL。

(4) TE 缓冲液(pH=8.0):10 mol/L Tris-HCl(pH=8.0),1 mol/L EDTA (pH=8.0)。

(郑 敏)

实验二十三　聚合酶链式反应(PCR)技术

实验目的

(1) 掌握 PCR 技术的基本原理。
(2) 了解应用 PCR 技术检测性别决定基因的基本过程。

实验原理

一、PCR 技术原理

PCR 技术主要用于扩增位于两段已知序列之间的 DNA 区段,其特异性主要由人工合成的与待扩增的 DNA 片段两条链两端已知序列分别互补的一对寡核苷酸引物决定。PCR 反应体系由引物、微量的 DNA 模板、四种脱氧核糖核苷酸(dNTP)溶液、耐热 Taq DNA 聚合酶、Mg^{2+} 及适量的缓冲液等组成。反应时首先将上述溶液加热,使模板 DNA 在高温下变性,双链解开为单链状态;然后降低溶液温度,使合成引物在低温下与其靶序列配对,形成部分双链,称为复性或退火;最后,将温度升至中温,在 Taq DNA 聚合酶的催化下,以 dNTP 为原料,引物沿 $5'\rightarrow 3'$ 方向延伸,合成新的 DNA 片段,该片段又可作下一轮反应的模板,如此重复循环,使目的基因得以迅速扩增(见图 23-1)。

从理论上讲,每经过一个循环,样本中的 DNA 量应该增加一倍,新形成的链又可成为新一轮循环的模板,经过 25~30 个循环后 DNA 可扩增 10^6~10^9 倍。如此大量扩增的 PCR 扩增产物通过琼脂糖凝胶电泳或聚丙烯酰胺凝胶电泳即可得以检测分析,另外 PCR 产物还可用于核酸探针杂交、酶切图谱分析、单链构型多态性分析和核酸序列分析等。

由于该法操作简单,实用性强,特异性和灵敏度高,并可自动化,因而在分子生物学、基因工程研究,以及对遗传病、传染病和恶性肿瘤等的基因诊断和研究中都得到广泛应用。

二、性别鉴定原理

SRY 基因位于人类 Y 染色体,是男性性别的决定基因,X 染色体上没有相应的同源节段。根据 *SRY* 基因序列合成一对特异性引物,通过 PCR 反应检查患者有无此基因相应扩增片段,以及依据患者的表型,可对患者的真正性别和病因作出判断。另外,还可对胎儿性别做出产前诊断,从而有利于防止性连锁遗传病患儿的

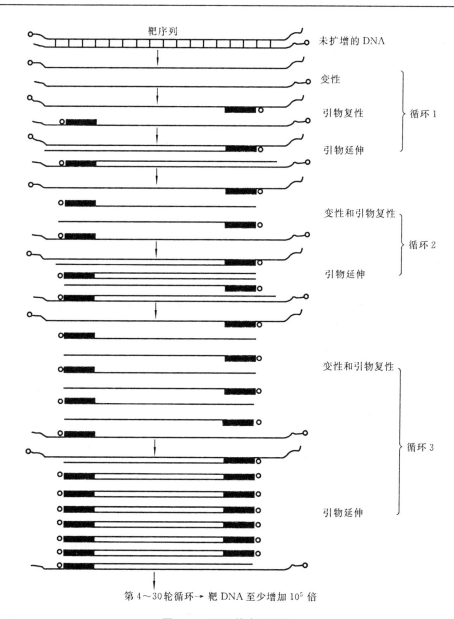

图 23-1　PCR 技术原理图

出生。

实验用品

一、材料

人体静脉血、注射器、微量加样器及吸头、1.5 mL 及 0.5 mL Eppendorf 管。

引物序列如下。

SRY1:5′-GATCAGCAAGCAGCTGGGATACCAGTG-3′。
SRY2:5′-CTGTAGCGGTCCCGTTGCTGCGGTG-3′。

二、试剂

(1) 10×buffer。
   500 mmol/L KCl；
   100 mmol/L Tris-HCl(pH=8.3,室温)；
   15 mmol/L MgCl$_2$；
   0.1% 明胶。

(2) 4×dNTP：1 mmol/L dATP、1 mmol/L dCTP、1 mmol/L dGTP、1 mmol/L dTTP。

(3) 1 U/μL Taq 酶。

(4) 10 pmol/μL 引物溶液。

(5) 5×TBE 缓冲液(1 000 mL)：54 g Tris 碱、27.5g 硼酸、20 mL 0.5 mol/L EDTA(pH=8.0)。

(6) DNA 分子量标记。

(7) 2%琼脂糖凝胶。

(8) 载样缓冲液(100 mL)：0.2%溴酚蓝、50%蔗糖、10 mol/L NaOH 1~2 滴。

(9) 10 mg/mL 溴化乙啶溶液：戴手套谨慎称取溴化乙啶(相对分子质量 394.33)约 200 mg,放入棕色瓶中,加重蒸水 20 mL,溶解后置 4 ℃冰箱保存备用。使用时 100 mL 琼脂糖凝胶中加 5 μL 10 mg/mL 溴化乙啶溶液,终浓度为 0.5 μg/mL。

三、仪器

PCR 扩增仪,超净工作台,高速台式离心机,电泳仪及电泳槽,紫外检测仪。

实验内容

一、DNA 模板制备

外周血提取 DNA 参见人类基因组 DNA 的提取。

二、PCR 反应体系配制及扩增

(1) PCR 反应总体积 50 μL,取一洁净的 0.5 mL Eppendorf 管,依次加入：
重蒸水   23 μL；
10×buffer   5 μL；
dNTP   5 μL；

引物 1	2.5 μL；
引物 2	2.5 μL；
模板 DNA	10 μL。

(2) 将上述液体混匀,95 ℃变性处理 10 min 后置于冰浴中,再加入 2 μL Taq DNA 聚合酶,然后加入 50 μL 石蜡油覆盖反应液表面。

(3) 将反应管放入 PCR 扩增仪上进行聚合酶链反应,条件为 93 ℃ 45 s、55 ℃ 45 s、72 ℃ 90 s,共 30 个循环;最末一个循环紧接 72 ℃再延伸 10 min。

三、扩增产物电泳检测

(1) 用透明胶带封住凝胶架板两端,插入点样梳。

(2) 称取 2 g 琼脂糖于三角烧瓶中,加入 0.5×TBE 电泳缓冲液 100 mL,加热使琼脂糖充分溶解,加溴化乙啶至终浓度为 0.5 μg/mL 并摇匀。

(3) 当凝胶温度降到 60 ℃左右时,倒入凝胶架板,去除气泡。

(4) 当胶凝结后,垂直拔出点样梳,将琼脂糖凝胶板放入电泳槽中,加入 0.5× TBE 电泳缓冲液至高出胶面 1~2 mm。

(5) 取 PCR 扩增产物 10 μL 与 2 μL 上样缓冲液混合后,仔细加入到凝胶的加样槽内。DNA Marker 与 PCR 产物同时电泳。

(6) 接通电源线,打开电泳仪开关,调节电压为 5 V/cm,电泳约 0.5 h。

(7) 电泳结束,关闭电源,戴上手套,取出凝胶并置于紫外检测仪上观察,见到的橙红色荧光条带即为 DNA 扩增片段。

预期结果及分析

正常男性应该可扩增出 336 bp 的阳性条带,如没有扩增出 336 bp 的阳性条带,一般判断为正常女性或缺少 SRY 基因。由此可见,通过 PCR 扩增 SRY 基因特异序列可进行性别诊断,该法亦可用于检测孕妇外周血进行胎儿性别产前诊断,从而防止 X 伴性隐性遗传病患儿的出生。

注意事项

(1) 溴化乙啶是强诱变剂,并有中度毒性,取用含有这一染料的溶液时务必戴上手套,这些溶液经使用后,应进行净化处理。

(2) 防止操作过程中 PCR 扩增体系和 PCR 产物的污染。

(3) 如果两引物分子之间或一引物分子内部有过多的互补碱基,就会形成引物二聚体,二聚体分子中的两条链互为模板,引起引物扩增,导致真正的 PCR 模板扩增失败。

(4) 注意在反应中 Taq DNA 聚合酶的用量不宜过多,防止 PCR 产物在凝胶电泳中成片状。

作业

(1) 什么是 PCR？其原理如何？

(2) PCR 有何特点？在医学遗传学上有何应用前景？

(3) PCR 技术操作过程中有哪些注意事项？

(4) 根据自己的实验结果，结合理论进行分析，形成实验报告。

(王　昕)

实验二十四　单链构象多态性(SSCP)分析技术

实验目的

(1) 了解 SSCP 分析技术的原理。
(2) 了解并熟悉 SSCP 分析技术步骤。

实验原理

单链构象多态性(SSCP)分析技术是在 PCR 技术基础上发展起来的,它是一种简单、快速、经济的用来显示在 PCR 反应产物中单点突变的手段。该方法已经被用作癌基因和抗癌基因突变的检测、遗传病的致病基因分析和基因诊断、基因制图等领域。

在 SSCP 测定中,双链 DNA(dsDNA)变性成为单链 DNA(ssDNA),每一条单链 DNA 都基于它们的内部序列而呈现出一种独特的折叠现象,即使同样长度的 DNA 单链因其碱基序列不同,甚至单个碱基的不同会形成不同的构象。这些单链 DNA 在非变性条件下,用聚丙烯酰胺凝胶电泳(PAGE)分离,单链 DNA 的迁移率取决于其折叠现象和电泳时的温度。

实验用品

一、试剂

6%中性聚丙烯酰胺凝胶(49∶1)、1×TBE、10%过硫酸铵、TEMED、甲酰胺上样缓冲液、固定液、银染液、显色液。

二、器材

微量加样器,聚丙烯酰胺凝胶电泳(PAGE)装置。

实验方法

一、样品检测处理

PCR 反应结束后,取 5 μL 扩增产物加 10 μL 变性上样缓冲液混匀,98 ℃变性 10 min,迅速冰浴。

二、非变性聚丙烯酰胺凝胶电泳

(1) 制备 6%的非变性聚丙烯酰胺凝胶电泳 50 mL,加 TEMED25 μL、10%过硫酸铵 250 μL,混匀后灌胶,插入加样梳子。待胶完全聚合后,拔出加样梳子,安装电泳装置,加入电泳缓冲液(1×TBE),缓冲液应高于加样孔上缘,用注射器吸取缓冲液冲净加样孔。

(2) 每份 PCR 反应产物取 5 μL 加到点样孔中,以 50 V/cm 电泳 4～5 h。

(3) 拆下电泳装置,取出聚丙烯酰胺凝胶,放到一个塑料盘内,用蒸馏水冲洗 1～2 遍。

(4) 倒入固定液,固定 8～10 min。

(5) 用蒸馏水冲洗 1～2 遍,倒入银染液,银染 10～12 min。

(6) 用蒸馏水冲洗若干遍,倒入显色液,显色至出现清晰的银染带。

(7) 用蒸馏水浸泡聚丙烯酰胺凝胶,观察 SSCP 结果。

实验结果

观察并记录聚丙烯酰胺凝胶上的 DNA 单链带,根据异常泳动变位筛查突变样本。

作业

(1) 观察并记录聚丙烯酰胺凝胶上的 DNA 单链带。

(2) 根据异常泳动变位筛查出突变样本。

(3) 书写实验报告,掌握 SSCP 实验原理和要求。

思考题

(1) 为什么在进行 SSCP 实验时选用 6% 的非变性聚丙烯酰胺凝胶电泳?

(2) 在 SSCP 实验时银染的优缺点各在哪些方面?

(张咏莉)

实验二十五　荧光原位杂交(FISH)技术

实验目的

(1) 掌握 FISH 技术的一般原理及其基本实验方法。
(2) 了解 FISH 技术的发展概况,以及应用范围。

实验原理

1981 年,Roumam 应用荧光素标记的 cDNA 作原位杂交,首次建立了荧光原位杂交(fluorescence in situ hybridization,FISH)技术。同年,Langer 等用生物素标记核苷酸制备探针,其后成功地在组织切片上检测到病毒 DNA。FISH 是一种应用非放射性荧光物质,依靠核酸探针杂交原理在核中或染色体上显示 DNA 序列位置的方法。由于其操作安全简便、观察分析容易、立体分辨率高和信号明亮清晰而成为目前最常用的 ISH 手段之一,并通过改进形成一系列技术。

FISH 技术的优点在于:①探针稳定、操作安全、快速、特异性高;②多色 FISH 可以在同一核中显示不同的颜色,从而同时检测两种或多种序列,目前已可用 5 种荧光素显示 23 种颜色来代表 23 对染色体,从而使核型分析直观简单;③FISH 也可用于间期细胞核内 DNA 的三维结构的显示;④反向染色体涂染可以准确、客观地辨别新生染色体的来源;⑤微矩阵(microarray)技术和组织矩阵(tissue array)技术使得一次性检测几百个基因或几百个组织成为可能,加速了 FISH 检测的速度。目前 FISH 技术已逐渐用于细胞遗传学、产前诊断、基因诊断、基因定位、基因制图、基因扩增和缺失的检测以及肿瘤生物学等多个领域,其应用前景更为广泛。

FISH 是以分子杂交为基础,应用非放射性荧光物质标记核酸探针,通过碱基互补的原理与靶 DNA 杂交,在核中或染色体上显示靶 DNA 序列位置的方法。FISH 技术可分为四个步骤:样品制备、探针标记、杂交及对其进行检测。

实验用品

一、材料

染色体标本或血涂片。

二、试剂

甲醇、乙醇、醋酸、标记探针(生物素标记探针或地高辛标记探针)、3 mol/L 醋酸钠、甲酰胺(分子生物学级和粗制品)、杂交缓冲液(4×SSC、20%硫酸葡萄糖)、鲑精 DNA、磷酸钠、Tween20、BSA、检测液(5 μg/mL 荧光素偶联的亲和素或 6 μg/mL 罗丹明偶联的抗地高辛抗体)、DAPI。

三、仪器

低温高速离心机、荧光显微镜、旋涡混匀器、移液器、恒温水浴锅、培养箱、烤箱。

实验方法

一、探针混合与变性

(1) 混合 20~60 ng 标记探针 DNA 和 3~5 μg 鲑精 DNA。反应后体积少于 10 μL,可直接冻干;若体积较大,可加 1/20 体积的 3 mol/L 醋酸钠和 2 倍体积 100%乙醇沉淀 DNA。混匀并于-70 ℃放置 30 min。在 4 ℃下,12 000 r/min 离心 10 min,弃去上清液,沉淀物以 300 μL 70%乙醇洗涤后再次离心(同上),弃去上清液,冻干。

(2) 将 DNA 重悬于 5 μL 去离子甲酰胺中,室温旋涡混匀 3 min。

(3) 加入 5 μL 杂交缓冲液,旋涡混匀 5 min。

(4) 将 DNA 探针置于 75 ℃水浴中变性 5 min,迅速置于冰浴中 5 min,备用。

二、样本处理

(1) 染色体制备标本或血涂片在室温下依次用 70%、90%、100%的乙醇脱水,各 5 min,晾干备用。

(2) 变性前将载玻片置于 60 ℃烤箱内孵育,目的是防止变性液加至载玻片时温度降低。

(3) 将变性液在水浴箱中加热至 70 ℃。

(4) 将预热的载玻片移至含变性液(70%去离子甲酰胺、2×SSC 和 50 mmol/L 磷酸钠)的 Coplin 广口瓶内 2 min。

(5) 立即将载玻片依次移入 70%、90%和 100%预冷的乙醇中,各 5 min,防止 DNA 复性。

(6) 空气干燥。

三、杂交

(1) 将 10 μL 含变性探针的杂交混合液加至载玻片上变性的靶 DNA 上。

(2) 在杂交液上盖上盖玻片,防止产生气泡。

(3) 用橡胶泥将盖玻片四周封好,并置于湿盒内 37 ℃温浴过夜。

四、检测

(1) 从湿盒内取出载玻片,除去橡胶泥。

(2) 将载玻片置于 42 ℃ 预温的漂洗液 A(50%甲酰胺)中,在恒温水浴摇床中振荡 10 min,并使盖玻片脱落。更换漂洗液 A 两次,每次振荡 5 min。

(3) 将载玻片移入 60 ℃ 预温的漂洗液 B(2.5%~25%甲酰胺、pH=7.0,根据实验需要调整),漂洗 5 min,更换漂洗液 B 两次,每次 5 min。

(4) 将载玻片取出,甩尽液体,加 200 μL 封闭液(3% BSA、4×SSC、0.1% Tween20),盖上盖玻片,防止气泡产生,置于湿盒内,37 ℃ 温浴 30 min 以上。

(5) 移去盖玻片,除去多余液体,加 200 μL 检测液(5 μg/mL 荧光素偶联的亲和素或 6 μg/mL 罗丹明偶联的抗地高辛抗体,缓冲液为 1%BSA、4×SSC 和 0.1% Tween20),在 37 ℃ 湿盒内温浴 30 min。

(6) 移去盖玻片,将载玻片置于漂洗液 C(4×SSC、0.1%Tween20、pH=7.0)中,42 ℃ 振荡漂洗 3 次,各 5 min。

(7) 将载玻片置于复染液(2×SSC、200 ng/mL DAPI)中,室温振荡 20 min。

(8) 载玻片在漂洗液 D(2×SSC、0.05% Tween20)中室温温育 1~2 min。

(9) 荧光显微镜下观察。

预期结果及分析

根据不同实验室的特点,选择不同的探针进行实验,并分析相应的实验结果。

注意事项

(1) 在探针的混合和变性中,杂交液甲酰胺浓度必须根据 DNA 探针的特点进行调整。提高甲酰胺浓度可以增加重复 DNA 探针杂交的特异信号。

(2) 变性时间。当变性不够充分时,杂交反应不能有效进行;变性过分,将引起染色体 DAPI 复染模糊不清,使染色体形态丧失。

(3) 在检测的过程中,必须保持载玻片的湿润。

(4) 从荧光素标记到制片结束,整个过程须在避光下完成。避免由于光照,导致荧光淬灭。

作业

(1) FISH 的应用范围有哪些?其技术有哪些优点?

(2) 实验结果写成实验报告形式交指导教师。

思考题

(1) 应用网络基因库,设计一条 21 号染色体的特异性荧光探针。并根据你掌握的分子生物学技术设计制备探针的方案。

(2) FISH 技术在临床上可应用于哪些疾病的诊断?

(魏凤香)

附 图

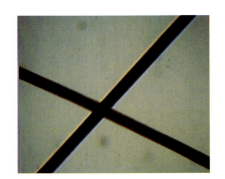

附图 1-1 毛发交叉

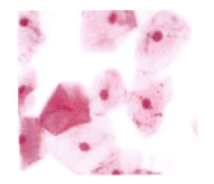

附图 1-2 口腔黏膜上皮细胞

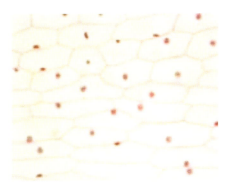

附图 2-1 洋葱鳞茎表皮细胞(低倍)

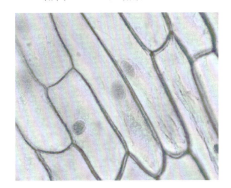

附图 2-2 洋葱鳞茎表皮细胞(高倍)

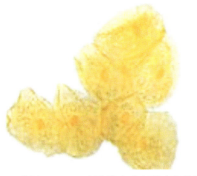

附图 2-3 口腔黏膜上皮细胞(高倍)

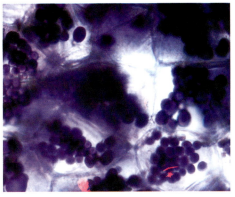

附图 3-1 淀粉粒(低倍)

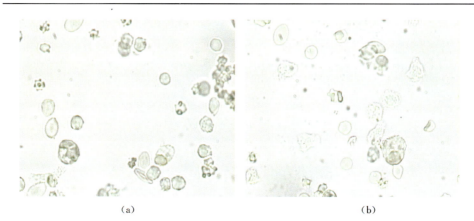

附图 4-1　巨噬细胞吞噬鸡红细胞图

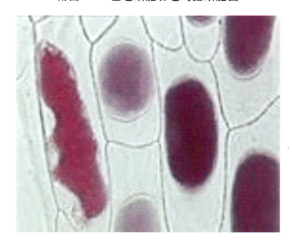

附图 4-2　细胞质壁分离图

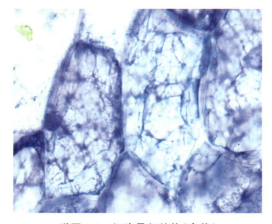

附图 6-1　细胞骨架结构(高倍)

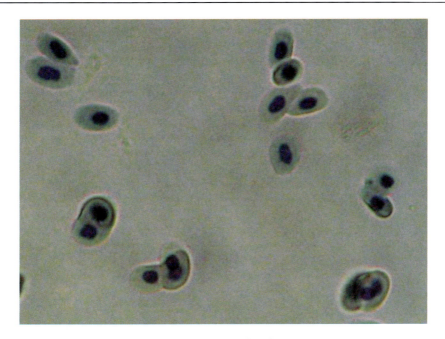

附图 14-1　鸡血红细胞融合实验图

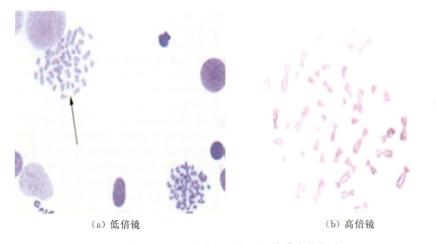

（a）低倍镜　　　　　　　　　　（b）高倍镜

附图 17-1　人外周血淋巴细胞染色体标本

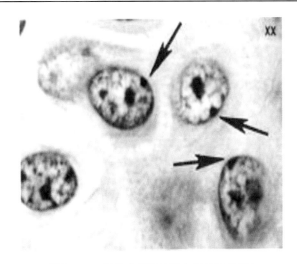

附图 17-2 X染色质图(箭头所指示位置)

参 考 文 献

[1] 王金发,何炎明.细胞生物学实验教程[M].北京:科学出版社,2004.
[2] 李素文.细胞生物学实验指导[M].北京:高等教育出版社,2001.
[3] 胡以平.医学细胞生物学[M].北京:高等教育出版社,2005.
[4] 杨抚华.医学生物学实验指导[M].成都:四川科学技术出版社,1990.
[5] 李钰.医学遗传学实验指导[M].北京:北京大学医学出版社,2004.
[6] 王洪波.医学生物学及遗传学实验指导[M].北京:人民军医出版社,2004.
[7] 左伋.医学遗传学实验指导[M].北京:人民卫生出版社,2004.
[8] J.萨姆布鲁克,E.F.费里奇,T.曼尼阿蒂斯.分子克隆实验指南[M].第 2 版. 金冬雁,黎孟枫译.北京:科学出版社,1992.
[9] 鄂征.组织培养和分子细胞学技术[M].北京:北京出版社,1995.
[10] 傅松滨.医学分子遗传学实验指南[M].哈尔滨:黑龙江科学技术出版社, 1997.
[11] 朴贤玉,岳丽玲.医学细胞生物学与遗传学实验教程[M].北京:人民军医出版社,2004.
[12] 金帆.医学遗传学实验和学习指导[M].杭州:浙江大学出版社,2005.